La revolución de los omega 3

Anne Dufour
Danièle Festy

La revolución de los omega 3

Las nuevas estrellas de la salud

Traducción de Caterina Berthelot

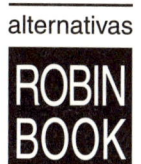

alternativas
ROBIN BOOK

Si usted desea que le mantengamos informado de
nuestras publicaciones, sólo tiene que remitirnos
su nombre y dirección, indicando qué temas le interesan,
y gustosamente complaceremos su petición.

Ediciones Robinbook
información bibliográfica
Indústria, 11 (Pol. Ind. Buvisa)
08329 - Teià (Barcelona)
e-mail: info@robinbook.com

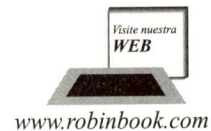

www.robinbook.com

Título original: *La révolution des Omega 3*

© 2004, LEDUC.S Éditions

© 2007, Ediciones Robinbook, s. l., Barcelona

Diseño de cubierta: Regina Richling
Diseño interior: La Cifra (www.cifra.cc)
ISBN: 978-84-7927-882-3
Depósito legal: B-10.062-2007

Impreso por Limpergraf, Mogoda, 29-31 (Can Salvatella),
08210 Barberà del Vallès

Quedan rigurosamente prohibidas, sin la autorización escrita de los titulares del *copyright*, bajo las sanciones establecidas en las leyes, la reproducción total o parcial de esta obra por cualquier medio o procedimiento, comprendidos la reprografía y el tratamiento informático, y la distribución de ejemplares de la misma mediante alquiler o préstamo públicos.

Impreso en España - *Printed in Spain*

INTRODUCCIÓN

Muchos de nuestros errores en materia de alimentación son debidos a graves malentendidos. Fijémonos en las grasas, por ejemplo. Combatidas, odiadas, temidas... son perseguidas con una energía casi admirable. ¡Si mostráramos la misma determinación a la hora de hacer ejercicio físico, seríamos unos verdaderos atletas! A las grasas se las acusa de hacernos engordar, de predisponer a las enfermedades cardíacas y a los cánceres, de elevar nuestro índice de colesterol... en fin, de todas nuestras desgracias. Pero la realidad es que hay grasas y grasas, y resulta que los omega 3 son grasas de lo más respetables, que no sólo previenen los males anteriormente enumerados sino que, además, pueden resultar muy beneficiosas para combatir otras muchas afecciones.

Las grasas se componen, entre otros elementos, de ácidos grasos. Podríamos compararlas con los materiales de construcción. Afirmar que todas las grasas son iguales, sería tanto como pretender que todas las casas son equivalentes. Pero es indiscutible que nos encontramos más a gusto en una casa sólida y de calidad, aislados del frío y del ruido, en un lugar donde nos sentimos seguros. En una vivienda prefabricada y mal diseñada, las inclemencias climáticas y acústicas son una amenaza; sus planos, no siempre funcionales, pueden dar lugar a una mala distribución del espacio y sus materiales de construcción no son siempre compatibles con la salud (pinturas tóxicas, superficies deslizantes, etc.). Sucede exactamente lo mismo con las grasas: según las grasas que consumamos, nuestras arterias serán más o menos elásticas, tendremos propensión a las alergias o no, etc.

Entre los distintos tipos de ácidos grasos, los omega 3 se sitúan en la categoría «vivienda de calidad». Estas grasas extraordinarias fascinan a los investigadores, que les dedican numerosos estudios cada año. Su reputación está por lo tanto sólidamente respaldada por científicos del mundo entero. Por ello, integrarlas en nuestra vida cotidiana es primordial... ¡pero no de cualquier modo!

LOS OMEGA 3 SON LOS REYES

Tomar regularmente una dosis de omega 3, tanto a través de la alimentación como mediante cápsulas, a modo de complemento nutricional, resulta siempre beneficioso para la salud. Los omega 3 permiten atenuar determinados trastornos y prevenir enfermedades, muy especialmente las enfermedades crónicas, que comprometen nuestra calidad de vida y pueden incluso llegar a acortarla. Este extremo ha quedado repetidas veces demostrado, especialmente en el ámbito cardiológico. No ignores las últimas investigaciones. ¡En algunos casos, podría resultar vital!

En materia de prevención, los omega 3 son los reyes. Si no estamos enfermos, es el momento ideal para adoptar medidas alimentarias o de suplementación nutricional para prevenir futuros males. Si padecemos enfermedades cardíacas, depresiones, alergias o estamos aquejados de enfermedades inflamatorias de las articulaciones, pueden mejorar ostensiblemente nuestro estado. Debe tenerse en cuenta, sin embargo, que no curarán todos los problemas ni modificarán radicalmente los hábitos de salud. En caso de enfermedad, debes acudir a la consulta del médico, además de tomar omega 3 para mejorar la eficacia de los medicamentos o para atenuar sus efectos nocivos. Si fumas, tendrás que dejarlo. Si no te mueves al menos una media hora diaria, debes cambiar de hábitos. Si no tienes la menor idea de qué es el hinojo o los canónigos por tu adicción a las patatas fritas, visita en cuanto antes esos lugares tan turísticos y pintorescos llamados mercados. Resumiendo, que la salud es un todo, que se alimenta por una serie de cuidados, pequeños y grandes.

36 PREGUNTAS SOBRE LOS OMEGA 3

1. ¿QUÉ SON LOS OMEGA 3?

Son los componentes naturales de determinadas grasas. Se les denomina poliinsaturados y esenciales. El término «poliinsaturados» hace referencia a su particularidad química, mientras que «esenciales» significa que el organismo no sabe fabricarlos por sí solo y, por lo tanto, debe buscarlos en la alimentación, al igual que las vitaminas o los minerales. ¡Pero cuidado porque los omega 3 no son vitaminas ni minerales!

> **Ir a lo esencial**
>
> Para funcionar correctamente, nuestro cuerpo necesita alrededor de 50 elementos denominados «esenciales», esto es, que no puede fabricarlos sí mismo. La mayor parte de estos elementos esenciales corresponden a las vitaminas, los minerales y los aminoácidos (componentes de las proteínas). Puede fabricar todas las sustancias que le son necesarias a partir de esta base.

2. ¿PARA QUÉ SIRVEN?

Están incorporados en cada una de nuestras células y controlan las respuestas celulares en muchas situaciones: inflamaciones, respuesta inmunitaria, proliferación... Los omega 3 son pues moléculas fundamentales, implicadas tanto en la estructura de las células como en su actividad. Sus múltiples funciones explicarían el impacto potencial de su acción en todo el organismo. Por esa misma causa, un déficit podría acarrear trastornos tan numerosos como variados. Resultan aún más fundamentales para el corazón, el cerebro y los tejidos nerviosos, así como para la retina y la composición de los glóbulos rojos. Son especialmente necesarios para el desarrollo del cerebro y de los ojos.

3. ¿POR QUÉ SE HABLA TANTO DE ELLOS?

El interés por los omega 3 no es nuevo, ni muchísimo menos. En un pasado no muy lejano, existía un medicamento fabricado a base de hígado de bacalao que se suministró a generaciones enteras de niños en toda Europa. Los omega 3 se estudian bajo todos los prismas posibles desde hace décadas y miles de estudios han demostrado sus efectos beneficiosos.

Todo empezó con investigaciones efectuadas con esquimales, cuyo bajísimo índice de infartos intrigaba a los científicos. Tampoco padecían (o muy raramente) algunas enfermedades de la piel, como la psoriasis, las alergias o las afecciones inflamatorias. Descubrieron que su excepcional protección obedecía al consumo de importantes cantidades de pescado azul, reputado por su importante aportación de grasas del tipo omega 3. Se hicieron pruebas, dando de comer a poblaciones occidentales ya fuera mayores cantidades de pescado azul, ya cápsulas de aceite de pescado, para desembocar siempre en los mismos resultados: los omega 3 protegían de forma extraordinaria y sistemática a quienes tenían la fortuna de consumirlos muy regularmente. Desde entonces, si bien los problemas cardíacos se han situado en el primer plano de estas investigaciones, numerosas experiencias han revelado el potencial asombroso de los omega 3 sobre la salud en general: lucha contra el sobrepeso, protección de la vista, del cerebro, etc.

4. ¿DÓNDE PODEMOS ENCONTRARLOS?

Forman parte de la composición de determinados aceites vegetales y de algunos pescados llamados «azules», pero ambas fuentes no son equivalentes.

- **Los productos vegetales** proporcionan omega 3 denominados ácidos alfa-linolénicos (**ALA**).
- **Los pescados azules** proporcionan omega 3 denominados **EPA y DHA**.

Teóricamente, deberíamos aportar solamente los ALA al organismo, que se encargaría de transformarlos en EPA y DHA. Pero en la práctica, esta transformación no siempre se realiza. Esto significa que es muy importante comer pescado azul y aceites vegetales. Cuando hayan sido ingeridos y asimilados por el organismo, se incorporan a nuestros tejidos.

ÁCIDOS GRASOS				
	Poliinsaturados		Mono-insaturados	Saturados
Nombre de los principales ácidos grasos	Omega 3 (ALA EPA-DHA)	Omega 6	Ácido oleico	Ácidos laúrico, esteárico...
Fuentes esenciales (alimentos vegetales)	(ALA) Aceites de colza, de nueces, de canónigos Nueces Semillas de lino (aceite de lino) Espinacas Judías Verdolaga	Aceites de girasol, de pepitas de uva Almendras Nueces	Aceites de oliva, de colza. Aceitunas Aguacate Cacahuetes Avellanas	Aceites de palma, de copra

	Poliinsaturados		Mono-insaturados	Saturados
Principales ácidos grasos	Omega 3 (ALA EPA-DHA)	Omega 6	Ácido oleico	Ácidos laúrico, esteárico...
Fuentes esenciales (alimentos animales)	(EPA-DHA) Pescados azules y semigrasos (caballa, sardina, salmón, anguila) truchas de mar, fletán, mariscos, rodaballo, salmonete		Hígado, foie-gras	Carnes grasas (entrecot), embutidos. Productos lácteos (mantequilla, nata, queso) Los platos precocinados y numerosos productos industriales (galletas, pastel, fritos...)
Observaciones	No consumimos cantidades suficientes	Comemos demasiada cantidad (salvo almendras, nueces)	No consumimos cantidades suficientes	Comemos en exceso

Por lo tanto, ingerimos los omega 3 tanto en forma de ALA como en forma de EPA-DHA. Se están investigando otras fuentes de omega 3, algunas de ellas acaban de irrumpir en el mercado, pero seguirán siendo materias primas destinadas únicamente a la suplementación nutricional. La mayoría de estas nuevas fuentes de omega 3 consisten en los *krill*, unas gambitas diminutas muy abundantes en determinadas regiones del planeta, y las algas. La grasa de foca también es muy recomendable, pero dada la protección ecológica que disfruta este animal, parece poco conveniente proseguir mucho más allá las investigaciones al respecto. Por otra parte, tal y como cabría suponer, se ha considerado el potencial de los OGM (organismos modificados genéticamente) al objeto de hacer producir omega 3 a vegetales que naturalmente no lo contienen.

ALA Omega 3 vegetal

El ácido alfa-linolénico está presente en el aceite de colza, de perilla (más escaso), las semillas de lino, las nueces y su aceite, el aceite de verdolaga (en farmacias) y también en algunos vegetales de color verde oscuro con hojas, como el canónigo o la verdolaga. En un futuro inmediato, muy probablemente podamos disponer de aceite de lino y también —aunque menos probable— de cáñamo. El ALA se transforma teóricamente en EPA/DHA (pero, por desgracia, no siempre es así).

| ALA | ▶ | EPA | ▶ | DHA |

Son las enzimas las que se encargan de esta transformación cuando todo está en orden. Pero esta transformación no se lleva a cabo o es imperfecta:

- En los bebés.
- En los ancianos.
- En caso de déficit de vitaminas y minerales (véase en la página 19 «Dieta cretense»).
- En caso de padecer diabetes.
- Tras sufrir una enfermedad vírica (gripe, Epstein Barr, VIH...).
- En caso de alcoholismo.
- Y en otros casos específicos.

Así, conviene proporcionar a nuestro organismo los tres tipos de omega 3 y no conformarse con los aportados por los aceites vegetales, dando por supuesto que se realizará una hipotética modificación enzimática. Mejor apostar sobre seguro.

EPA-DHA, el omega 3 animal

¡Esperemos no tener que aprendernos su nombre de memoria! El ácido eicosapentaenoico (EPA) y el ácido docosahexaenoico (DHA) proceden exclusivamente del mundo acuático (plantas y animales). Los pescados azules, los crustáceos, los moluscos... en fin, cualquier animal que consuma fitoplancton, dado que este último está en la base de todos los omega 3 animales que consumimos, lo cual explicaría que los pescados de piscifactoría, en cuya alimentación no entra el fitoplancton, proporcionen poco omega 3.

EPA: el omega 3 del corazón y del estado anímico
Suele estar en primera línea de la protección cardíaca. Inhibe con fuerza un ácido graso de la familia de los omega 6 (ácido araquidónico), algo que no hace el DHA. Se recurre a él para tratar problemas de corazón... en todos los sentidos de la palabra (músculo cardíaco y depresión). También tiene excelentes propiedades antiinflamatorias y antialérgicas.

DHA: el omega 3 del cerebro y de los ojos
Es la forma más «evolucionada» de omega 3, eso dicen por lo menos. Desempeña papeles de primer orden en la función mental y en la función visual, especialmente en los bebés y en las personas mayores. Nos resulta de gran valor desde los primeros estadios de nuestra vida, porque atraviesa la barrera de la placenta para el desarrollo de los ojos y el cerebro del feto. Pero además, nos acompaña durante toda nuestra vida mental, dando flexibilidad a las células para alcanzar mejores resultados intelectuales. ¡Es tan importante para nuestro cerebro que también se le denomina ácido cervónico!

En los complementos nutricionales, se asocia a menudo el EPA y el DHA, dado que ambos «funcionan» mejor cuando trabajan juntos. El primero ejerce un papel de **función**, mientras que el otro aparece en la composición de la **estructura**. En caso de suplementación nutricional, resulta indispensable adaptar la elección del producto al trastorno que se pretende corregir, en base a su proporción de EPA o DHA. El EPA se recomienda en los casos de inflamación, y también para mejorar los parámetros cardíacos y la depresión. El DHA es más útil para el sistema nervioso, así como para el funcionamiento del cerebro y los ojos.

EPA y DHA / ¿Hernández y Fernández?

EPA y DHA aparecen forzosamente asociados en el aceite de pescado, en proporciones variables. También podemos encontrar productos enriquecidos con uno u otro elemento, o productos que sólo contienen DHA.

---

5. ¿POR QUÉ HAY OMEGA 3 EN LA LECHE MATERNA?

Porque el bebé los necesita para su desarrollo. También por este motivo algunas leches en polvo vienen enriquecidas con omega 3. Muchos investigadores creen que la similitud entre mamíferos marinos y humanos en lo concerniente a los ácidos grasos es única. Suponen que es uno de los atavismos de nuestros orígenes comunes, teoría corroborada por otras muchas afinidades: piel sin pelo, con una capa de grasa debajo, el reflejo emotivo lagrimal, cerebros con volúmenes parecidos...

6. ¿POR QUÉ NO COMEMOS SUFICIENTE OMEGA 3?

Porque comemos de los otros ácidos en exceso. Consumir demasiados ácidos grasos saturados y omega 6 son errores muy extendidos y comunes en los países occidentales, muy especialmente en Gran Bretaña y en Estados Unidos (pero en la mayoría de los demás países europeos también estamos bastante bien posicionados en esta carrera desenfrenada hacia el desequilibrio en ácidos grasos).

Imaginemos que nuestro coche ha sido creado para funcionar con diesel. Durante años, lo llenamos con este carburante y todo funciona bien. Hasta que un día, ponemos sólo una pequeña cantidad de diesel en el depósito y llenamos el resto con gaseosa. ¿Qué ocurriría?

A grandes rasgos, esto es lo que ocurre en nuestro caso. Nuestros antepasados tenían un régimen alimentario de cazadores, recolectores y pescadores, pero también relativamente pobre en grasas saturadas, aunque aportaba los ácidos grasos esenciales —omega 6 y omega 3— en proporciones perfectas, es decir entre 2 y 4 veces más de los primeros que de los segundos. En la actualidad, nuestros genes siguen siendo los mismos, lo que significa que hemos sido concebidos para recibir los mismos aportes alimentarios (globalmente) y que nuestras células reclaman los omega 3 desde la noche de los tiempos. Pero no todos suministramos los mismos alimentos a nuestro cuerpo y el equilibrio entre omega 6/omega 3 ya no es ni la sombra de lo que fue, dado que consumimos 50 veces más de los primeros que de los segundos. Afortunadamente, nuestro cuerpo tiene una enorme capacidad de adaptación. Se las apaña con lo que le dan. Pero esta resignación tiene un coste: no funciona de manera óptima.

Relación de omega 3 y omega 6 en la alimentación (según población)

Valores recomendables	1/5
Nosotros en la actualidad	1/15 a 1/50*
Cretenses	1/5
Japoneses	1/3
Esquimales	3/1
Primeros humanos	1/1
Nosotros en el 1900	1/10
Nosotros entre 1950 y 2000	1/20

Diez veces más omega 6 de lo normal implica que el riesgo de accidente cardiovascular es, asimismo, diez veces mayor.

¿Cómo deberíamos leer esta tabla?: la primera línea indica que hay que consumir una molécula de omega 3 por cinco unidades de omega 6 (como máximo).

¡No sólo no consumimos suficiente omega 3, sino que además engullimos demasiados omega 6, lo que impide la correcta asimilación de los omega 3!

7. ¿CUÁLES SON LAS CONSECUENCIAS DE UN DEFICIT EN OMEGA 3?

Son múltiples, puesto que el déficit de omega 3 afecta directamente a todas nuestras células. Los especialistas han asociado estas carencias en omega 3 al aumento asombroso de enfermedades con componente inflamatorio (alergias, artritis, enfermedad de Crohn, eczema), de las enfermedades cardíacas y de determinados cánceres. Otro tanto sucede con los trastornos mentales (depresión, esquizofrenia, demencia) y del comportamiento (la hiperactividad). Pero la primera consecuencia de las carencias en omega 3 sería un mal desarrollo del cerebro y de la agudeza visual, que se presentaría en los primeros meses de vida.

8. ¿TODOS TENEMOS DÉFICIT EN OMEGA 3?

No. Una pequeña parte de la población tiene sus necesidades cubiertas. Pero según se desprende de diversos estudios (entre los cuales consta el famoso Su.Vi.Max) el aporte medio de ácido alfa-linolénico (omega 3) es muy escaso y no cubre los aportes nutricionales aconsejados (ANC). Casi todos nosotros consumimos demasiados omega 6, lo que supone un desequilibrio perjudicial. Nos encontramos, por tanto, en la misma situación que en caso de déficit de omega 3: o bien tenemos que aumentar el aporte en omega 3 o bien tenemos que disminuir el consumo de omega 6, o ambas cosas a la vez.

9. ¿SON MALAS LAS OTRAS GRASAS?

No exactamente, dado que en realidad las necesitamos todas, incluso a los ácidos grasos saturados, pero en proporciones muy precisas. Consumimos demasiadas carnes, productos lácteos, mantequilla, crema... Del conjunto de nuestros aportes en grasas, una cuarta parte debiera ser de tipo «saturado», la mitad de tipo «monoinsaturado» (aceite de oliva) y la otra cuarta parte de tipo «poliinsaturado» (de 2 a 5 omega 6 por cada unidad de omega 3). Este equilibrio no se respeta en absoluto en los países de nuestro entorno.

Los omega 3 mitigan	Los omega 6 favorecen
La inflamación (amplias repercusiones: alergias, cerebro, corazón, dolores reumáticos...). El cáncer. Algunos trastornos mentales, como la depresión. La placa de ateroma. Los coágulos en la sangre.	Los mecanismos inflamatorios y cancerígenos. Los trastornos mentales. Las anomalías en la sangre que pudieran desencadenar accidentes cardiovasculares.

10. SE HABLA MUCHO DE LA DIETA CRETENSE, TAMBIÉN SE HABLA DE LOS OMEGA 3, ¿QUIÉN TIENE RAZÓN?

¡Es una pregunta muy acertada! Resulta que dos de las principales razones por las cuales la dieta cretense, una de las aportaciones más valiosas a la dieta mediterránea, es tan beneficiosa para la salud, es precisamente porque es rica en omega 3 (gracias a las nueces, a la verdolaga, a los caracoles, a los aceites vegetales) y por su equilibrio casi ideal entre los ácidos grasos de las distintas familias. Por lo demás, la dieta cretense también es un modelo a seguir en materia de antioxidantes, pues es muy rica en vitaminas y en polifenoles, agentes protectores de los omega 3. En resumen, que los cretenses son muy aficionados a la fruta, a las legumbres, a las verduras y a los cereales, que aportan a su organismo todo lo necesario para efectuar la transformación enzimática de los omegas 3 vegetales en EPA-DHA, protectores cardíacos. Estas «ayuditas» son recibidas con los brazos abiertos por nuestro organismo, entre otros muchos apelativos bajo la denominación de vitaminas, zinc, magnesio... Recordemos que el trabajo enzimático es necesario para transformar los alimentos en sustancias utilizables por el organismo y que estas enzimas no funcionan gracias al Espíritu Santo. Reivindican su derecho a las vitaminas (sobre todo las B), al hierro, al magnesio y al zinc. En caso contrario, se declaran en huelga. Sabemos por los numerosos estudios llevados a cabo en infinidad de países que mucha gente acusa déficits, sobre todo de magnesio. Por este motivo, no conviene focalizar cualquiera mejora nutricional en la única ingesta de omega 3. Por lo tanto, si has decidido tomar cápsulas de aceite de pescado, no te olvides de equilibrar al mismo tiempo tu alimentación. ¡Es absolutamente fundamental!

11. ¿QUÉ RELACIÓN HAY ENTRE LAS GRASAS, SEAN BUENAS O MALAS, Y LA SALUD MENTAL?

La relación es más que directa, dado que el cerebro humano está compuesto por aproximadamente un 60 % de grasas, en su mayoría ácidos grasos poliinsaturados. ¡Es un caso único en el reino animal! Los omega 3 que ingerimos —o que, por desgracia, dejamos de ingerir— tienen por tanto un impacto de primera magnitud en el funcionamiento del cerebro.

12. ¿QUÉ DIFERENCIAS HAY ENTRE LOS OMEGA 3 DE ORIGEN ANIMAL Y LOS DE ORIGEN VEGETAL?

Ambos son muy importantes. Pero el pescado azul aporta un omega 3 que el organismo asimila con mayor facilidad, razón por la cual, a quienes no les gusta el pescado azul se les suele recomendar un suplemento nutricional de tipo «aceite de pescado». Los vegetarianos que no deseen comer pescado azul ni cápsulas de aceite de pescado pueden aumentar sus aportes en omega 3 vegetales con alimentos como las nueces, el aceite de nuez, el aceite de colza, las semillas de lino, los canónigos... Por regla general, su régimen alimentario está mejor equilibrado en ácidos grasos dado que ingieren muchas menos grasas saturadas y omega 6 que los demás. Y evidentemente, podemos encontrar cápsulas de ALA, omega 3 vegetal.

13. ¿SE ESTROPEAN LOS OMEGA 3 CON LA COCCIÓN?

No tanto como pudiera parecer, aunque esta respuesta requiere una breve explicación. Ciertamente, para poder beneficiarse plenamente de los omega 3, conviene comerse el pescado crudo, marinado (tártaro, carpaccio, sushi) o cocido de manera ligera (al vapor, escalfado, al baño-maría, en «papillote»).

Hacer el pescado a la parrilla significa exponerse a dos inconvenientes de primer orden: primero, porque el EPA y el DHA son resistentes pero dentro de unos límites, según afirma el doctor Saldman, nutricionista. Por lo tanto, es preferible no prologar demasiado esta cocción algo agresiva. Además, y sin que esto tenga que ver con los omega 3, friendo el pescado o la carne se crean unas sustancias perjudiciales que tienen fama de ser cancerígenas. Por lo tanto, siempre hay que evitar carbonizar estos alimentos. Cuidado sobre todo con las barbacoas mal controladas, reinas de la categoría.

El doctor Jean-Marie Bourre, un prestigioso investigador médico, recalca que freír los alimentos es una costumbre nefasta. Los EPA y los DHA se disuelven en el aceite de freír, que pasa a ocupar el lugar de aquéllos... Resultado: un pescado azul muy rico en omega 3, una vez frito, ya no contiene omega 3 sino que queda saturado con el omega 6 del aceite. ¡Un desastre!

14. ¿QUÉ CANTIDAD DE OMEGA 3 DEBERÍA COMER PARA ESTAR PROTEGIDO?

Entre 1,3 g y 2 g diarios (más exactamente 1,6 g para las mujeres y 2 g para los hombres, según los resultados consensuados internacionalmente). Si queremos tomarnos las recomendaciones al pie de la letra, tendríamos que aportar 2,22 g de ALA y 0,65 de EPA/DHA diarios por cada 2.000 calorías, algo que nadie sabe calcular, por lo que estas cifras que no ofrecen en realidad interés alguno a unos profanos como nosotros. En una lenguaje más asequible, el resultado es:

Encontraremos 1,3 g de omega 3 en...	
Omega 3 de origen vegetal (ALA)	Omega 3 de origen animal (EPA/DHA)
• 1 cucharada sopera (15 ml) de aceite de colza • 2 cucharadas de postre (10 ml) de semillas de lino triturado • Entre 5 y 10 nueces	• 70 g de salmón • 90 g de sardina • 120 g de atún en conserva (bonito del norte o atún) • 3 huevos enriquecidos en omega 3

Fuente adaptada del US Department of Agricultural Research Service, 2002.

En lo concerniente a la suplementación nutricional destinada a tratar o aliviar un problema en particular, las dosificaciones pueden ser equivalentes o dobles (artritis), pueden ser sustancialmente más altas. Pero a partir de esas dosis entraríamos en terreno médico, lo que requiere el asesoramiento de un especialista (véase la segunda parte del libro). Por otra parte, conviene ir reduciendo las otras fuentes de grasas, como la mantequilla, la crema, los aceites de girasol y de cacahuete, las carnes y los productos lácteos, los platos precocinados...

15. ¿LAS FRUTAS Y VERDURAS NO APORTAN OMEGA 3? ¿SIGNIFICA ENTONCES QUE NO SON IMPORTANTES?

Muy al contrario, son MUY importantes para la correcta asimilación de los omega 3. De hecho, algunas son fuentes perfectamente válidas de omega 3 (canónigos, nueces...). ¡Que nunca falten en la mesa!

16. ¿ENGORDAN LOS OMEGA 3?

¡Podría decirse todo lo contrario! Pero cuidado, los omega 3 son grasas y, por tanto, hay que tenerlo en cuenta en materia de aporte calórico. Precisamente por este motivo ha dejado de utilizarse su antigua denominación como «vitamina F», puesto que las vitaminas no aportan caloría alguna. Algunos estudios demuestran, no obstante, que en materia de aporte calórico, los omega 3 se comportan de manera distinta a las demás grasas, porque el cuerpo las quema más fácilmente. Véase la página 104 («Delgadez») para obtener datos más precisos.

17. LOS OMEGA 3 SON FRÁGILES. ¿QUÉ SIGNIFICA ESO?

Decir que estos ácidos grasos son frágiles equivale a decir que se oxidan muy deprisa. Aire y calor excesivos los estropean, lo que significa que hay que evitar dejarlos demasiado tiempo al aire libre (un pescado azul se estropea mucho antes que un pescado blanco en la nevera o sobre la mesa) y exponerlos a temperaturas excesivamente altas. Además, se recomienda servirlos acompañados de alimentos ricos en vitamina E, porque esta última protege los omega 3 de la oxidación. En este sentido, pensemos en los aceites de germen de trigo, de avellana o de almendra, el brócoli, etc. Los demás antioxidantes, presentes en la mayoría de frutas y verduras, también resultan útiles. En la práctica, es preferible servir un salmón cocido al vapor con brócoli y un buen aceite de colza + aceite de germen de trigo + unas almendras o piñones (llenos de vitamina E, también grandes protectores), en vez de un salmón a la parrilla acompañado de patatas fritas o de pasta.

Dicho esto, esta supuesta fragilidad no está plenamente justificada, al menos en lo que respecta a los omega 3 una vez ingeridos. Esto no quita que impongan algunas condiciones: sólo son beneficiosos en la medida en que no entren demasiado en contacto con el aire. El aire es pues su mayor enemigo, aunque resisten mucho mejor el calor de lo que se creía hasta ahora. Por tanto, mejor un salmón *poché* (escalfado) que un carpaccio que lleva dos horas esperando en el buffet.

Contrariamente a lo que se suele afirmar, «los omega 3 son infinitamente más resistentes que los omega 6, que sí son muy oxidables», según afirma el doctor Lecerf, nutricionista del Instituto Pasteur. Éste añade que la costumbre de freírlos resulta nefasta, porque si además de comer demasiados omega 6 los engullimos oxidados...

18. SUENA A ALGO MILAGROSO... ¿ACASO LOS OMEGA 3 SÓLO TIENEN VENTAJAS Y NINGÚN INCONVENIENTE?

Sí los tienen. Las ventajas de los aceites de pescado pueden convertirse en desventajas para algunas personas. El hecho de que fluidifiquen la sangre resulta ventajoso a partir de cierta edad, algo que no siempre es deseable para niños ni para determinados adultos. Prudencia también para quienes tiendan a hacerse moretones con facilidad (sin siquiera darse golpes). Por otra parte, los aceites de pescado no siempre son de fácil digestión. Para solventar el problema, los laboratorios han comercializado unos DHA de origen vegetal procedentes de extractos de microalgas. Estos productos son mejor tolerados por los estómagos e intestinos frágiles.

19. ¿PUEDE LLEGAR A SER GRAVE TOMAR DEMASIADO OMEGA 3?

En principio, no. Pero la tolerancia digestiva puede no ser muy buena en caso de suplementación nutricional altamente dosificada. Por ejemplo, ciertas pruebas efectuadas con 9 g al día habrían podido desencadenar problemas digestivos. Además, los omega 3 fluidifican la sangre (véase capítulos siguientes), por tanto los excesos son malos. En el marco de recomendaciones al uso y suplementación nutricional no menos clásica, raramente se superan los 2 g al día.

Las recomendaciones de la Agence Française de Sécurité Sanitaire des Aliments[1] (AFSSA) establece que si bien es cierto que un consumo importante de omega 3 fluidifica la sangre, este

---

1. Agencia francesa de seguridad sanitaria de los alimentos. *(N. de la T.)*

fenómeno se produce «sin que se ponga de manifiesto una influencia sustancial sobre el riesgo hemorrágico». La agencia precisa que no hay dosis límite de ALA (omega 3 vegetales) pero recomienda, por el contrario, que se limite los EPA/DHA a 2 g diarios (lo cual sería ya equivalente a un plato de pescado azul en cada comida...).

> **¡Atención!**
>
> Hay que evitar toda suplementación nutricional superior a 1 g diario de omega 3 y conviene limitar los platos de pescado azul en los siguientes casos:
>
> - Final de embarazo (véase página 95).
> - Intervención quirúrgica programada (hay que interrumpir la suplementación nutricional de omega 3 dos semanas antes).
> - Personas hemofílicas y que presenten problemas de trastorno en la coagulación.
> - Accidente vascular hemorrágico.
> - Tratamiento con medicamentos anticoagulantes.
> - Tratamiento con medicamentos para la diabetes.
> - Determinadas psicosis de tipo maniaco-depresivo.

20. ¿QUÉ MEDIDAS NUTRICIONALES DEBEN ADOPTARSE PARA INGERIR MÁS OMEGA 3?

Aumentar los aportes mediante alimentación y/o suplementación nutricional (cápsulas de aceite de pescado). Éste sería el primer apartado. Pero resulta igualmente importante reducir el consumo de otras grasas (sobre todo las saturadas y omega 6), dado que el problema no estriba tanto en ingerir toneladas de omega 3 sino en restaurar el equilibrio global en materia de ácidos grasos.

¿QUÉ MEDIDAS DEBEN ADOPTARSE PARA INGERIR MÁS OMEGA 3?

Si comemos demasiado de...	Tenemos que sustituirlo por...
Entrantes a base de embutidos, canapés, bocadillos, hojaldres...	Verduras en crudo, ensaladas aliñadas con aceite de oliva + de colza. Añadir semillas de lino trituradas.
Patatas fritas, alimentos fritos (buñuelos, carnes y pescados empanados...).	Verduras frescas al vapor.
Carnes rojas.	Aves de corral, pescados azules (salmón, sardina, caballa...) pescado blanco, marisco.
Margarina «clásica», cremas para untar, aceite de girasol o de cacahuete.	Mantequilla (sólo por las mañanas en las tostadas), aceites de oliva y de colza, margarina enriquecida con omega 3.
Galletas grasas (= las galletas llamadas «secas»).	Frutos secos, sobre todos los que tienen cáscara (nueces, almendras, avellanas...).
Queso de leche de vaca.	Queso de leche de oveja o de cabra.
Productos lácteos, tartas, bollería.	Frutas frescas.

21. ¿POR QUÉ HAY OMEGA 3 EN LOS PESCADOS DE MARES FRÍOS Y NO EN LOS DE LOS MARES CÁLIDOS?

¡Porque en los mares fríos, hace frío! Ahora en serio, porque estos ácidos grasos, muy flexibles, permiten al pez nadar incluso en aguas muy frías. Los omega 3 sólo se congelan a aproximadamente $-40°$ C, mientras que las demás grasas se hacen sólidas a temperaturas de congelación aproximadas entre 0 y $-5°$ C.

¡En los mares cálidos, los peces no necesitan grasas protectoras! Por esta razón, y según la procedencia del pescado, varía el coeficiente de omega 3, en algunos casos de forma considerable. El atún Albacore, por ejemplo, que se pesca en mares meridionales, casi no contiene omega 3 comparado con otras variedades procedentes de aguas frías.

22. ¿CONTIENEN LA MISMA CANTIDAD DE OMEGA 3 TODOS LOS PESCADOS AZULES?

No. Encontrarás una lista indicativa en la tabla que viene a continuación, en la página siguiente. Te servirá básicamente para hacerte una idea general, porque en realidad el contenido en grasas (y por tanto en omega 3) de cada pescado difiere mucho según el lugar donde se haya pescado y su desarrollo, la temporada, etc. Por no hablar, claro está, del modo de preparación (esto último lo trataremos más adelante).

Pescados azules	
(contenido en omega 3 por cada 100 g)	
Arenque	3
Caballa	2,5
Sardina en lata	1,7
Trucha de mar	1,6
Salmón	1.4
Salmón del Atlántico	1,2
Atún, trucha arco iris, ostras, mejillones	0,5
Cangrejo, gambas	0,4
Gallo, bacalao del Atlántico	0,3
Pez espada, bogavante	0,2

El pescado azul, fácilmente identificable por su piel azulada o plateada en las paradas de pescado, contiene aproximadamente 20 % de grasas de julio a octubre, frente a sólo un 5 % de febrero a abril. Ciertamente, el mar está atiborrado de plancton en verano, razón por la cual nuestros pececitos tienen barra libre para servirse a su antojo. Mientras que en invierno, época de vacas flacas, sus reservas de grasas van fundiéndose (al revés que nosotros...), permitiéndoles así superar las temporada de frío sin morirse.

Es pues en invierno y al comienzo de la primavera cuando cabe apuntarse a la opción del pescado congelado, ya que por razones de rentabilidad los productos ofrecidos han sido necesariamente congelados en temporada alta. Pero todo esto es sólo teoría, porque en las piscifactorías los peces están bien alimentados, durante todo el año y del mismo modo. Siempre y cuando las crías sean de buena calidad, porque en el caso contrario...

23. ¿CONVIENE EVITAR LOS OTROS PESCADOS (LOS LLAMADOS BLANCOS)?

¡No! ¡Claro que no! Lo único que ocurre es que contienen pocas grasas. Su interés radica por tanto en su aporte en músculo (proteínas), si bien no aportan omega 3.

24. NOS DICEN QUE HAY QUE COMER PESCADO AZUL, PERO QUE ESTÁ CONTAMINADO... ¿QUÉ HACEMOS?

Es una buena pregunta pero cuya respuesta resulta cada vez más complicada. Dos cosas habría que tener presentes: los omega 3 son tan preciados para nuestra salud que no hay que eliminarlos jamás de nuestro vocabulario. Dicho esto, se recomienda:

- Escoger sólo productos de calidad (los demás entrañan riesgos reales para la salud y carecen de omega 3).
- Optar siempre por los peces más pequeños. Los grandes depredadores de la cadena alimentaria concentran todos los contaminantes de los animales más pequeños que devoraron. Por este motivo, los peces grandes son señalados con dedo acusador mientras que las sardinas resultan poco inquietantes.

EL CASO DEL ATÚN
En diciembre de 2003, la FDA (Food and Drug Administration), equivalente estadounidense de la AESA (Agencia Española de Seguridad Alimentaria) añadió el atún a la lista de pescados que conviene evitar por su alta contaminación por mercurio. Se añadía así su nombre al del tiburón, el pez espada y la melva (de la familia de las caballas), todos ellos depredadores que es mejor dejar expuestos en el aparador de la pescadería, sobre todo en caso de embarazo.

> **¡Atención!**
> - El atún en lata contiene entre 3 y 7 veces más mercurio que el atún fresco.
> - Las conservas al natural (con agua) estarían aún más contaminadas que las conservas en aceite. Y, además, apenas aportan omega 3...
> - El atún crudo puede causar intoxicaciones si no está fresquísimo.

Causas que favorecen la escalada del mercurio...

La caza al mercurio se inició hace bastantes años, y en teoría, el último termómetro de mercurio desapareció del botiquín hace ya mucho tiempo.

Pero nuestro planeta no se ha deshecho con tanta facilidad de este metal calificado de «pesado», y ampliamente destilado en la naturaleza por la combustión de los llamados «carburante fósiles», principalmente proporcionados por las centrales térmicas de carbón. Si en los países occidentales el carbón es prácticamente una curiosidad, no es éste el caso de Asia, todavía se calientan e iluminan gracias a él, especialmente en China. Pero no olvidemos tampoco el mercurio natural, expulsado por los volcanes submarinos. No es que sea mejor, pero sería injusto responsabilizar siempre a la industria de todo. Sea cual fuere su origen, este metal es muy nocivo para el sistema nervioso y puede producir daños graves en el feto.

Entonces ¿el atún es bueno o no es bueno?

La respuesta es «no o una vez al mes como máximo». En cualquier caso, el atún enlatado (que es con diferencia el más consumido) apenas contiene vestigios de omega 3, habiendo desaparecido en su mayoría durante el proceso de la preparación de la conserva. Queda el atún fresco. Ciertamente, este pescado resulta muy interesante, tanto por su aporte de omega 3 como por sus proteínas, lo que redunda en favor de nuestra salud y nuestra línea... pero por desgracia, el atún es un depredador. Y si aterroriza a los pescaditos que engulle, también horroriza a los investigadores... ¡y no precisamente por sus poderosas mandíbulas!, sino porque contienen índices en muchas ocasiones elevadísimos de contaminantes (sobre todo, pesticidas y metales pesados) y de mercurio en particular. Sus efectos tóxicos han quedado sobradamente demostrados, especialmente en el plano cardiológico. Son razones más que poderosas para justificar una vigilancia muy especial.

Los peces son como «esponjas» de las sustancias tóxicas, tal y como se apuntaba antes, de modo que el mercurio concentrado en los peces es varias miles de veces superior al mercurio contenido en el agua.

Esta acumulación es un fenómeno generalizado, tanto si se trata de peces de mar, como de río o de estanque.

El mercurio asimilado por los peces es el más tóxico para los humanos porque se introduce de incógnito en el organismo. Para hacerse una idea, el 80 % de este tipo de mercurio se halla en los pescados, frente al 10 % en el agua y otro 10 % presente en otros elementos.

El caso del salmón

La situación no es mejor, pero en otro sentido. Quizás hayas oído hablar a principios de 2004 del «asunto de los salmones». Algunos investigadores rastrearon el planeta para adquirir y analizar 700 muestras procedentes de 40 países. Llegaron a la siguiente conclusión: la carne del salmón de piscifactoría contendría 10 veces más contaminantes tóxicos que sus hermanos silvestres, sean del país que fueren. Estos mismos investigadores recomendaban, por consiguiente, abstenerse de consumir semejante alimento más de una vez al mes, porque, en caso contrario, el riesgo de padecer cáncer sería posible. En el mismo orden de cosas, aparece el BPC (bifenil policlorado), del que se sospechaba desde hace años que estaba implicado en la génesis de algunos cánceres, especialmente los de hígado y riñón, por lo que se prohibió su fabricación e importación en muchos países. Este compuesto químico aparece muy relacionado con el mundo de la piscifactoría, donde nadie refuta las cifras de la contaminación, pero desde donde insisten constantemente en que tendríamos que consumir varios kilos de pescado al día para intoxicarnos. ¿Por qué causa milagrosa deberían estar los salmones de piscifactoría a salvo de toda contaminación? Sobre todo si tenemos en cuenta que no hay un palmo cuadrado del planeta que no haya sido pisoteado por el ser humano. ¿Acaso las piscifactorías industriales son mucho peores que sus equivalentes terrestres (como las granjas industriales productoras de huevos, etc.)?

NOTA: los BPC son compuestos químicos cuyas propiedades aislantes y de resistencia al calor tuvieron su momento de gloria en los años sesenta. Amalgamantes o plastificantes, mejoraban las cualidades de los aceites, de las pinturas y de los plásticos, además de prolongar la acción de los insecticidas.

La confusión de los salmones

Está demostrado que el salmón *atlántico* y su hermano el *quinnat* en su estado natural se llevan la medalla de oro en cuanto al aporte de omega 3. La medalla de plata es para el *rojo* y la de bronce para el *coho*. Mucho más atrás vienen el *rosa* y el *keta,* que suelen repartirse las latas de conserva.

➡ SU PUNTO DÉBIL: *los pescados salvajes concentran más mercurio en su carne que los de piscifactoría.*

> Con los peces de piscifactoría la historia es muy distinta, dado que las particularidades de cada especie quedan mitigadas por el alimento proporcionado a los animales.
>
> ➡ SU PUNTO DÉBIL: *su carne depende muy directamente de la calidad de la acuicultura. Así pues, los índices de omega 3 pueden ser equivalentes o —por qué no— incluso superiores que los detectados en peces en libertad, pero hay que considerar también las tasas de elementos indeseables (como los residuos antibióticos) para no meternos en aguas turbulentas.*
>
> RESUMEN: no hay nada claro.

Dejemos de lado estas disputas científico-financieras-comerciales para guiarnos por el sentido común. Por descontado, preferiríamos comprar el salmón a menor coste, pero no es una buena idea. Mejor comer menos salmón pero del bueno. Así son las cosas. El pescado de oferta no es una buena opción, tanto desde el punto de vista gustativo como cualitativo (contiene menos omega 3). En cambio, los salmones procedentes de crianza ecológica, o mejor aún, los salmones salvajes, resultan mucho más beneficiosos. En ellos, la naturaleza recupera sus derechos y nosotros sus omega 3. Ciertamente, es más caro, pero en realidad se trata del precio justo.

> **¿Lo recordarás?**
> El salmón salvaje y del Pacífico es el mejor de todos. En su defecto, el salmón procedente de acuicultura de calidad superior.

Sin embargo, hay que ser sensatos y comprender que todos los estudios llevados a cabo sobre protección de la salud mediante los omega 3 se han realizado con pescados «de verdad», de la vida «real». Es decir, con salmones de piscifactoría adquiridos en la pescadería o en el supermercado. Y no sólo no se ha muerto nadie todavía, sino que parece ser que la salud de los consumidores ha resultado considerablemente mejorada. De no ser así, no estaríamos hablando de ellos hoy.

Conclusión: por descontado, nuestro mundo es imperfecto, nuestras piscifactorías también lo son. Pero, en primer lugar, nosotros mismos también estamos llenos de paradojas (pensemos por ejemplo en la cantidad de fumadores que comen concienzudamente pescado azul para proteger su salud) y, en segundo lugar, cabe añadir que todos nuestros problemas no son debidos a la cadena industrial. Qué duda cabe, ésta también tiene sus defectos, que no son pocos. Pero una vez más, hemos de focalizar nuestra atención sobre los omega 3, no sobre los contaminantes. Aunque estemos todos de acuerdo en que sería preferible que no hubiera contaminación. ¡Pues sí, es mucho mejor comerse un salmón con espinacas que un perrito caliente con patatas fritas! ¡Cien veces, sí!

Los omega 3 se van como el humo

Evita el salmón ahumado, que no sólo contiene menos omega 3 que el fresco, sino que además está «enriquecido» con sal (excesivamente salado, lástima que la protección cardíaca quede anulada) e incluye a veces aditivos poco recomendables (también aquí dependen del proceso de fabricación). El salmón ahumado de lujo es infinitamente más recomendable que el otro.

25. LOS PESCADOS EN CONSERVA O CONGELADOS, ¿CONTIENEN MÁS O MENOS OMEGA 3 QUE LOS FRESCOS?

Una pregunta difícil de responder. Todo depende del método de fabricación. Cuanto más tiempo permanezca el pescado expuesto al aire, tantos más omega 3 perderá (o aún peor, se estropearán). Por este motivo, según la calidad de la conserva, el contenido se verá más o menos afectado por la manipulación. En los productos de buena calidad, los índices de omega 3 no varían significativamente respecto a los que contienen los productos frescos; podríamos decir que quedan «aprisionados» en el aceite. Por este motivo se acostumbra a decir que con tan sólo una lata de sardinas (con espina y en aceite de oliva, por favor) mejoraremos notablemente nuestro aporte de omega 3. ¡Y no se puede decir que salga muy caro! Afortunadamente, los industriales conserveros se interesan por las plantas aromáticas (romero, salvia...), que constituyen antioxidantes muy poderosos. Así que si mañana te encuentras una lata de sardinas en el aparador del súper... adelante.

El caso del pescado congelado es muy distinto. Está demostrado que transcurridos 24 meses de congelación, un 60 % de los omega 3 desaparecen, seguramente por el contacto con el aire. Por consiguiente, el pescado congelado es una buena opción siempre y cuando no lo dejes olvidado en el congelador. Por lo tanto, lo suyo no es comprar 16 toneladas de un tirón; además, hay que ir comprobando las fechas de pesca (o las de congelación).

26. ¿SI TOMO ACEITE DE HÍGADO DE BACALAO SIRVE IGUAL?

No. Este aceite contiene poco omega 3 y muchas vitaminas A y D. Si queremos alcanzar el nivel óptimo de omega 3 con este aceite corremos el riesgo de acabar con una sobredosis de vitaminas A y D, que resultan tóxicas si son ingeridas en exceso. No obstante, este aceite de hígado de bacalao presenta mucho interés, sobre todo para los niños, para ayudarlos en su crecimiento y mejorar sus defensas.

27. NO ME GUSTA EL PESCADO... ¿ES GRAVE?

Aquí está el meollo del problema. Teóricamente, todos deberíamos obtener nuestra cuota de omega 3 en el plato. Bastaría con que siguiéramos las recomendaciones de los nutricionistas, esto es, comer al menos dos platos de pescado azul todas las semanas, aliñar nuestras ensaladas con aceite de colza, comer nueces, etc.

Ahora bien, si la mayoría de nosotros pertenecemos a la categoría «perfectible» (¡hay mucho remolón!) en materia de aporte de vitaminas, fibras y minerales... las cosas no deben ser mucho mejores en relación a los omega 3. Resulta evidente que si no comes pescado, tendrás una carencia de omega 3, es matemático. De ahí el interés de los suplementos nutricionales (cápsulas de omega 3). Por otra parte, en el marco de determinados trastornos, la cantidad de omega 3 requerida cotidianamente impondría un «menú marinero» en cada comida... ¡que podría acabar hartando! Una vez más, en este caso los suplementos nutricionales también son imprescindibles.

28. ¿QUÉ PENSAR DE LOS ALIMENTOS ENRIQUECIDOS CON OMEGA 3?

Cosas buenas, aunque teóricamente no los necesitas si comes pescado azul. Si no es el caso, no compres cualquier cosa porque hayas leído en su etiqueta algo relacionado con los omega 3 mientras curioseabas en el estante del supermercado. Tómate 4 segundos para descifrar las etiquetas.

- «Fuente de ácidos grasos omega 3» = alimento que contiene 15 % de los aportes nutricionales recomendados en omega 3 por 100 g 100 ml o 100 cal.
- «Rico en ácidos grasos omega 3» = contiene un 30 % por 100 g.

En la actualidad, muchas leches de continuidad para bebés están enriquecidas con omega 3, al igual que algunas leches destinadas a los adultos, que también pueden adquirir otros productos enriquecidos con omega 3, como margarinas o huevos.

> ¡Atención!
> Un producto supuestamente rico en omega 3 puede también estar lleno de grasas saturadas o hidrogenadas, lo que lo situaría en el extremo opuesto de la meta perseguida. Tal es el caso de determinados productos, mientras que otros muchos están bien equilibrados. Tómate tu tiempo para comparar las etiquetas de margarinas en principio equivalentes, por ejemplo.

29. ¿QUÉ PENSAR DE LOS ACEITES DE MEZCLA PREPARADOS POR LA INDUSTRIA?

Lo peor... o lo mejor. Todo depende de las marcas. Debes evitar el aceite de mezcla más corriente, disponible en el departamento de alimentación «tradicional» y que, pese a importantes campañas de publicidad en televisión, no convence a los nutricionistas. Son preferibles los productos de la sección alimentos frescos o determinadas marcas disponibles en algunas (pocas) farmacias, que son absolutamente deliciosas (macerado de aceite de oliva y de colza con ajo o albahaca. ¡Mmmm!). También puedes preparar tú mismo la mezcla de aceite: 40 % de oliva + 60 % de colza (pongamos mitad y mitad para simplificar).

LOS ACEITES COMESTIBLES MÁS COMUNES

Aceite	Grasas saturadas	Grasas monoinsaturadas (en %)	Grasas poliinsaturadas (en %)	
			Omega 6	Omega 3
Cacahuete	20	60	20	—
Colza	8	20	17	8
Oliva	14	78	8	—
Sésamo	18	24	55	1
Girasol	10	25	64	0,5

Nota: tal y como refleja esta tabla, el aceite de oliva no es «malo» pero no aporta omega 3. Es preciso «completarlo» con el aceite de colza. Es muy sencillo.

También hay aceites menos corrientes, pero muy ricos en omega 3: aceites de **camelina** (una planta cuyo aceite se parece al de lino), de semillas de calabaza (especialmente indicadas en caso de problemas de próstata), de capelán (mucho menos frágil que los demás), de **cártamo**... No dejes de probarlos si tienes la oportunidad. No obstante, una recomendación: compra siempre frasquitos pequeños que mantendrás a resguardo de la luz, del calor, de la humedad y —sobre todo— del aire. Este último es su peor enemigo y precisamente por este motivo muchos fabricantes proponen, muy sensatamente, frascos denominados «air-less» (herméticos al aire y a la luz). De no ser así, una botella opaca y oscura será más que suficiente, siempre y cuando la guardes al fresco y la consumas con rapidez.

30. ¿POR QUÉ ESTÁ PROHIBIDO EN ALGUNOS PAÍSES EL ACEITE DE LINO?

Hoy por hoy, mientras que las semillas de lino se pueden encontrar sin problemas, el aceite de lino o linaza está prohibido en algunos países, como Francia porque es demasiado rico en omega 3. ¡Sí, lo has leído bien! Caso de convertirse en aceite de consumo habitual, los legisladores temían que esto pudiera desequilibrar la alimentación en el otro sentido; esto es, ¡que consumiéramos demasiado omega 3 y no suficiente omega 6! Por otra parte, si los omega 3 son más resistentes de lo que imaginábamos hasta ahora, cabe apuntar que el aceite de lino contiene demasiado omega 3 para resultar «sólido» y repetidas frituras con el mismo aceite pudieran resultar nocivas. Un olor desagradable a pescado anuncia entonces un aceite irremediablemente echado a perder (adquiere el mismo olor que el aceite de colza, de cáñamo o de perilla excesivamente recalentado). Es pues para prevenir un eventual mal uso que los legisladores pecan por exceso de prudencia. Pese a ello, este aceite está en vías de reaparecer en nuestras mesas, pero sólo lo hará como parte de la composición de los aceites de mezcla (por lo tanto, asociado a otros aceites: de oliva, etc.).

31. ¿LOS HUEVOS SON FUENTE DE OMEGA 3?

¡Teóricamente sí! En Creta o en Grecia, cuando las gallinas se mueven a su antojo, comen cualquier cosa —entre otras cosas, semillas y plantas bien provistas de omega 3—, que luego aparece en la composición de los huevos. Llamémosles «Huevos del Peloponeso». Desgraciadamente, nuestras gallinas *industriales* de occidente no ponen nada parecido. ¡Diríamos que ni siquiera se trata del mismo alimento! Mientras que los «huevos del Peloponeso», procedentes de gallinas libres y consentidas, presentan un aporte de 1/1 (un omega 6 por cada omega 3) que resulta perfecto, nuestros huevos «industriales» (que representan el 90 % de nuestro consumo) contienen una ratio de 20/1: algo nefasto, según explica el doctor Lecerf. Si encuentras huevos «enriquecidos con omega 3» (que finalmente serían los «normales» dado que todos deberían contenerlo), ni lo dudes, cómpralos. Precisamente se obtienen acercando el menú de las aves de corral a la dieta especial del Peloponeso.

Esta constatación se puede hacer extensiva al conjunto de la carne. Se ha querido simplificar la alimentación destinada al ganado para facilitar y rentabilizar el trabajo. Resultado: su carne es más rica en omega 6 y pobre en omega 3. Por otra parte, en los años sesenta, se creía que la prevención de las enfermedades cardíacas pasaba por los omega 6 (de ahí que se plantasen tantas hectáreas de girasol para producir este aceite masivamente). Esto fue un grave error según los nutricionistas, que consideran que lo estamos pagando actualmente muy caro.

32. ¿NO HAY NINGUNA CARNE SALUDABLE?

¡Cuidado! La carne aporta nutrientes importantes como, por ejemplo, la vitamina B12 o el hierro y no es cosa de tirarlo todo por la borda. Pero lo cierto es que, en lo concerniente a la calidad de los ácidos grasos, para mantenernos siempre en el marco «ideal», sólo nos quedaría el conejo (que no soporta comer cualquier cosa) y la carne de caza (que se alimenta en la naturaleza). Punto. Para todo lo demás, habría que esperar la concienciación de la industria agroalimentaria, que está perfectamente enterada del problema y cuyos esfuerzos en este sentido alentamos desde aquí. Por ejemplo, algunos ganaderos han enriquecido la alimentación de sus animales con semillas de lino. Es un buen principio para encontrar la composición correcta en ácidos grasos y omega 3/omega 6. Los productos de ganadería ecológica (o biológica) también son recomendables.

33. ¿ES PREFERIBLE TOMAR CÁPSULAS EN VEZ DE AUMENTAR EL CONSUMO DE PESCADO?

Siempre es mejor modificar el contenido de tu alimentación en primer lugar. Pero si crees que no vas a poder comer suficiente, es decir varias veces por semana, la opción «suplementación nutricional» es una buena solución. A medio plazo, los estudios demuestran que los efectos beneficiosos son comparables. Sea como fuere, muchas asociaciones médicas aconsejan seriamente aumentar, de un modo u otro, los aportes de omega 3.

Si tomas grandes dosis de omega 3 en cápsulas, es posible que notes algunos efectos secundarios digestivos (aliento fuerte con regusto a pescado, ardores de estómago). Para limitar eventuales problemas como estos, hay que tomarse siempre los suplementos durante las comidas. Además, se aconseja dosificarlos «suavemente», sobre todo si tenemos tendencia a hacer digestiones lentas. Tampoco es conveniente pasar de una alimentación «con cero omega 3» a una sobredosis de cápsulas diarias. Hay que proceder por etapas, tranquilamente.

> **Conservación**
>
> No consumas cápsulas cuya fecha de caducidad haya prescrito. Conserva los botes en un lugar fresco y oscuro, en la medida de lo posible.

34. ¿CONTIENEN LAS CÁPSULAS ELEMENTOS CONTAMINANTES?

Buenas noticias: no hay mercurio en las cápsulas, algo que resulta bastante frecuente en la carne del pescado.

Malas noticias: esto no impide que se haya detectado la presencia de otros contaminantes, como pesticidas y metales pesados, residuos de medicamentos distribuidos a los peces de vivero, etc. Se recomienda tomar productos procedentes de peces en libertad.

35. ¿LAS CÁPSULAS SABEN A PESCADO?

¡No! Son productos desaromatizados e incluso encontraremos aceite de pescado con perfume de frutas para los niños (con vitamina E). Sólo a partir de cierto umbral del paladar, que nunca se alcanza, podríamos notar un regusto a plato de pescado... No hay peligro de que tal cosa suceda siempre y cuando se respeten las dosis sugeridas en este libro.

36. ¿LOS SUPLEMENTOS DE OMEGA 3 PUEDEN INTERFERIR CON OTROS ALIMENTOS?

En principio, no. Salvo en el caso de los medicamentos que fluidifican la sangre (warfarina, heparina). En estos casos, su efecto se vería potenciado por los omega 3, fluidificantes ellos también, lo que podría resultar peligroso. Lo mismo sucede con el ajo, el ginkgo y todas las plantas que favorecen la circulación de la sangre.

En lo concerniente a vitaminas y minerales, no hay constancia de interacción alguna. Incluso se aconseja encarecidamente tomar vitamina E si se ingieren cápsulas de omega 3, para protegerlos de la oxidación. Ésta es la razón por la que muchos productos asocian, de oficio, omega 3 y vitamina E. Dicho esto, otros fabricantes proponen productos sin vitamina E pero en cuyo proceso de fabricación se ha podido eliminar el oxígeno, lo cual a fin de cuentas viene a ser lo mismo.

Nota: más vale no tomar nada en absoluto en vez de suplementarse con omegas 3 oxidados. Por tal motivo, se aconseja asociar sistemáticamente antioxidantes a la suplementación nutricional simple por omega 3.

MI SEMANA OMEGA 3

A continuación, te proponemos una pequeña fuente de inspiración. ¡Para que compruebes que no es tan difícil llenar el depósito de omega 3 con alegría y platos suculentos!

Desayuno	Almuerzo	Cena
Lunes		
Naranja, muesli + leche de almendras o de soja. Té (preferiblemente que sea té verde o earl grey).	**Canónigos + vinagreta omega 3.*** Pechuga de pollo empanada + arroz integral. Yogur, uva, 1 vaso de vino tinto.	Zanahorias gratinadas, **vinagreta omega 3.*** Lomo de **salmón** + judías rojas. Manzana hervida.
Martes		
Naranja, arroz con leche, tostadas de pan con semillas de lino + **margarina omega 3.** Té (preferiblemente té verde o earl grey).	Ensaladas variadas + **vinagreta omega 3.*** Sardinas en aceite + patatas al vapor. Queso fresco de cabra, clementinas. 1 vaso de vino tinto.	Puerros **vinagreta omega 3 .*** Dados de pollo + arroz con salsa de tomate. Pera hervida.
Miércoles		
Clementinas, queso (manchego, por ejemplo) + pan integral. Té (preferiblemente que sea té verde o earl grey).	Ensalada variada con **berros**, apio, patatas, queso Burgos, huevos duros, piñones, **vinagreta omega 3.*** Yogur, mango. 1 vaso de vino tinto.	Sopa de verduras casera. Lentejas + arroz integral y verdura troceada (hinojo, tomate, zanahoria...) Yogur griego.

* Vinagreta omega 3: Mezcla 1 cucharada de aceite de colza con 1 cucharada de aceite de oliva. Añade vinagre, pimienta, mostaza y lo que más te guste (finas hierbas, ajo, cebolla...). Usa poca sal. Para una versión *light,* sustituye el aceite de oliva por agua.

MI SEMANA OMEGA 3

Desayuno	Almuerzo	Cena
Jueves		
Kiwis. **Huevos al plato con omega 3***. Pan integral + **margarina con omega 3** + miel. Té (preferiblemente té verde o earl grey).	Ensaladas variadas (con lentejas o *taboulé*) **vinagreta omega 3***. Carpaccio de **salmón** con judías verdes. Uva. 1 vaso de vino tinto.	Alcachofa. **Caballa** fresca al horno + brócolis + tomate a la provenzal. Plátano flambeado.
Viernes		
Lichis, *porridge* de avena (hervir la avena en leche de soja o de almendras si puede ser). Té (preferiblemente que sea té verde o earl grey).	Canónigos + remolacha + **vinagreta omega 3.*** Bacalao fresco con espinacas. Queso de oveja, sémola (integral) con leche de almendras. 1 vaso de vino tinto.	Ensalada de judías rojas y maíz, **vinagreta omega 3.*** Tofu (bistec de soja) con salsa de tomate. Yogur, manzana hervida.
Sábado		
$1/_2$ pomelo, pan con cereales + **margarina omega 3** + confitura de grosellas rebajada de azúcar. Té (preferiblemente té verde o earl grey).	Aguacate, **gambitas**. Conejo con coles de Bruselas. Kiwis. 1 vaso de vino tinto.	Ensalada de champiñones al ajo, **vinagreta omega 3.*** Ave con castañas, caqui (palosanto).
Domingo		
Uvas negras. **Huevo al plato con omega 3**, jamón y/o pollo, pan de centeno + **margarina omega 3.*** Té (preferiblemente té verde o earl grey).	Marisco, pan de centeno. Queso fresco de cabra. Manzana hervida. 1 vaso de vino tinto.	Ensalada de tomate + mozzarella. **vinagreta omega 3.*** Puré de guisantes, piña tropical.

20 RECETAS CON OMEGA 3

Para iniciarte en el sabor «omega 3», te proponemos una selección de recetas básicas, originales o sencillamente deliciosas. Ya verás, son de lo más apetecibles y te encantarán. De los entrantes a los postres. ¿Por qué no enviar ya las invitaciones para una cena «omega 3»?

Todas las recetas detalladas a continuación han sido elaboradas para 4 personas.

Pimientos adobados

Ingredientes

- 6 pimientos (2 verdes, 2 rojos y 2 aranjados)
- 2 dientes de ajo
- 1 cucharada sopera de hierbas de Provenza
- 2 ramitas de perejil
- 12 filetes de anchoa marinados en aceite de oliva
- 4 cucharadas soperas de aceite de colza
- Sal gris
- Pimienta

Corta los pimientos en tiras.

Introdúcelos en un cazo de agua hirviendo salada, para que se mantengan ligeramente crujientes.

Calienta a fuego lento el aceite de colza en una sartén (sobre todo que no esté muy caliente), añade después el ajo picado, los pimientos hervidos y las hierbas de Provenza.

Déjalo cocer a fuego lento durante 5 minutos. Añade sal y pimienta.

Coloca los pimientos en una fuente, añade las anchoas por encima, espolvorea con el perejil picado y recubre con papel transparente de cocina, para mantenerlo fresco hasta el momento de servir.

Sirve tibio o frío.

Ensalada tibia con nueces

Ingredientes

4 puerros blancos

3 manzanas golden

12 nueces

Aceite de colza

Mostaza

Sal gris

Pimienta

Primero cortas en láminas las hojas blancas de los puerros. Si te parece que están muy duras, deberás reblandecerlas unos minutos al vapor (pero no más: deben permanecer duras, y, por lo tanto, ¡nada de cocerlas!).

Sin pelarlas, corta las manzanas en juliana.

Pela las nueces.

Mezcla todos los ingredientes (los puerros estarán eventualmente tibios) y alíñalos.

Tomates calientes con canónigos

Ingredientes
250 g de tomates
1 bolsa de canónigos
1 manzana
2 dientes de ajo
4 ramas de salvia
2 cucharadas soperas de aceite de colza
2 cucharadas soperas de vinagre balsámico
1 cucharadita de café de pimienta verde
Sal gris

Corta los canónigos y la salvia en trozos pequeños, los tomates en cuartos, la manzana a cubitos y el ajo en láminas.

Calienta el aceite en un wok e introduce los canónigos, la manzana, la salvia y el ajo. Cuece durante 3 minutos sin dejar de remover.

Añade los tomates, la pimienta y la sal, aliña con vinagre. Deja rehogar 1 minuto más.

Esta ensalada se sirve como entrante o como guarnición, caliente o tibia.

Pollo salteado ayurveda

Ingredientes

1 pollo a cuartos
2 mangos
1 yogur de cabra
1 cebolla
2 dientes de ajo
1 trocito de genjibre
Nueces peladas
2 cucharadas soperas de vinagre balsámico
1 cucharada sopera de pimentón en polvo
1 cucharada sopera de comino en polvo
1 cucharada sopera de nuez moscada rayada
2 cucharadas soperas de harina tipo 110
4 cucharadas soperas de aceite de colza
Sal gris
Pimienta

Calienta 1 cucharada sopera de aceite en una sartén grande y dora los granos de pimienta durante 30 segundos.

Introduce la cebolla, dórala ligeramente, añade el ajo y el jengibre triturado, además del polvo de comino, la nuez moscada y el pimentón.

Mezcla bien. Introduce los mangos cortados en cubitos en la sartén y dóralos a fuego lento durante 5 minutos.

Añade el yogur y el vinagre, deja cocer 10 minutos más para que la salsa se reduzca a la mitad. Remueve bien.

Corta el pollo en trocitos y enharínalos. Sazona con sal y pimienta.

Calienta 3 cucharadas soperas de aceite en la sartén y dora los trozos de pollo durante 8-10 minutos.

Añade luego la salsa de mango y mezcla bien.

Baja el fuego y prosigue la cocción hasta que la carne esté perfectamente cocida.

Por último, añade las nueces peladas y deja cocer un minuto más.

Ensalada de espaguetis tibios con garbanzos y nueces

Ingredientes

250 g de espaguetis integrales

200 g de garbanzos

40 g de nueces peladas

1 cucharada sopera de cilantro fresco picado

1 cucharada sopera de perejil picado

4 cucharadas soperas de aceite de nuez

2 cucharadas soperas de vinagre

Sal gris

Pimienta recién molida

Cuece los espaguetis en abundante agua salada siguiendo las indicaciones que aparecen en el paquete.

Mientras tanto, enjuaga y deja secar los garbanzos.

Disuelve un poco de sal en el vinagre y añade el aceite de nuez, el perejil, el cilantro y la pimienta.

Vierte las pastas aún calientes en una ensaladera, aderézalas con la vinagreta y las nueces. Sirve enseguida.

Carpaccio de salmón con nueces

Ingredientes

400 g de filetes de salmón

1 limón verde

Hojas de eneldo

4 cucharadas soperas de aceite de colza

Sal gris

Pimienta

Bayas rosas

Nueces peladas

Mezclas el aceite, la mitad del zumo de limón, el eneldo desmenuzado, la sal y la pimienta.

Corta el salmón crudo en lonchas muy finas y rocíalas con la preparación anterior.

Cubre el salmón y déjalo marinar al fresco durante 1 h como máximo.

Sirve adornado con bayas rosas y acompañado de arroz integral con nueces.

Atún del Caribe

Ingredientes
800 g de filetes de atún rojo muy fresco
De 7 a 10 limones
7 dientes de ajo
2 pimientos picantes
1 trozo de genjibre
Piña tropical
Plátanos

Prepara una marinada con el zumo de los limones, los pimientos desmenuzados, el ajo chafado y el jengibre rallado.

Corta el atún en cubitos y recúbrelo enteramente con la marinada. Remueve bien, cubre el recipiente y guárdalo al fresco durante al menos 3 h.

Sirve con rodajas de piña, plátano y limón.

Caracoles con espárragos

Ingredientes

4 docenas de caracoles listos para cocinar (en conserva o congelados)

2 latas de espárragos verdes

1 escalonia

1 diente de ajo

1 ramita de tomillo

5 cl de vino blanco seco

10 cl de «nata líquida» vegetal

Hojas de perifollo

3 cucharadas soperas de aceite de oliva

Sal gris

Corta el extremo de los espárragos. Corta el resto en rodajas grandes (no hace falta que peles los espárragos verdes).

Ponlos a cocer durante 10 minutos en una olla a presión.

Enjuaga y escurre los caracoles.

Calienta el aceite de oliva en una sartén con la escalonia desmenuzada, el diente de ajo chafado y la ramita de tomillo. Añade los caracoles y sazona con pimienta. Mezcla bien para repartir aromas y sabores. Cocina durante 2 minutos más.

Echa el vino blanco y déjalo hervir hasta que se evapore casi por completo. Añade la crema y las rodajas de espárrago verde. Salpimienta.

Agita la sartén con un movimiento de vaivén para que se mezclen bien todos los ingredientes.

Adereza con las hojas de perifollo y sirve.

Tostadas de sardinas en escabeche

Ingredientes

4 rebanadas de pan integral con semillas de lino

12 sardinas frescas

2 tomates

2 calabacines pequeños

8 almendras peladas

8 cucharadas soperas de aceite de oliva

1/2 ramito de albahaca

Sal fina, flor de sal

Pimienta

Limpia las sardinas, retira tripas y espinas y quítales las escamas (con un poco de suerte, puedes pedir al pescadero que lo haga por ti).

Escúrrelas y sécalas. Colócalas en un plato. Embadúrnalas con aceite de oliva, que aplicarás con un pincel. Salpimienta. Recubre con una hoja de plástico transparente para cocina. Deja marinar en la nevera durante al menos 4 h (o hasta el día siguiente).

Limpia y seca los calabacines. Sin pelarlos, córtalos en rodajas. Saltéalos durante 5 o 6 minutos en una sartén con 2 cucharadas soperas de aceite de oliva. Resérvalos.

Haz una cruz con el cuchillo sobre los tomates. Escáldalos. Escúrrelos, pélalos y quita las pepitas. Córtalos en trozos y mézclalos con los calabacines tibios, las almendras, una docena de hojas de albahaca y 2 cucharadas soperas de aceite de oliva. Salpimienta y reserva también en la nevera.

En el último momento, tuesta rebanadas de pan integral. En caliente, recúbrelas con el preparado de verduras. Pon los filetes de sardinas por encima. Sazona con flor de sal y pimienta molida. Sirve de inmediato.

55

Sardinas asadas

Ingredientes
16 sardinas (pídele al pescadero que las vacíe y les quite las espinas)
2 limones
1 cucharada sopera de eneldo picado
1 cucharada sopera de perejil picado
2 cucharadas soperas de vinagre balsámico
4 cucharadas soperas de aceite de oliva
Sal gris
Pimienta

Coloca las sardinas en un plato hondo. Recúbrelas con la mitad de las finas hierbas, la sal y la pimienta, el aceite y el vinagre.

Déjalas marinar durante 1 hora en la nevera.

Escúrrelas antes de asarlas, 1 minuto de cada lado, en la barbacoa o en el grill del horno.

Presenta las sardinas con limones, cortados en cuartos, con el jugo de la marinada y espolvoreadas con las finas hierbas sobrantes.

Canónigos con gambas

Ingredientes
125 g de canónigos
20 gambitas
2 pomelos rosas
1 cucharada sopera de aceite de oliva virgen
1 cucharada sopera de aceite de colza
Sal gris
Pimienta

Pela los pomelos en vivo, recuperando su jugo, y córtalos en cuartos. Pelas las gambas. Mezcla el jugo de los pomelos con aceite, sal y pimienta. Sazona los canónigos con esta vinagreta «enriquecida».

Sirve las gambas y los cuartos de pomelo colocados sobre los canónigos..

Caballa en papillote

Ingredientes
4 caballas de aproximadamente 300 g cada una
2 cucharadas soperas de mostaza a la pimienta verde
20 cl de «crema fresca» vegetal
1 ramillete de eneldo
1 ramillete de estragón
1/2 ramillete de perejil
1/2 ramillete de cebolleta
2 ramitas de albahaca
1 cucharadita de bayas rosas
Flor de sal
Pimienta

Precalienta el horno a 240º C (termostato 8). Vacía las caballas. Elimina la cabeza. Lávalas y sécalas. Unta el interior de cada pescado con un poco de mostaza a la pimienta verde. Introduce en su interior la mitad de las finas hierbas. Envuelve cada caballa en una hoja de papel de horno. Dejarlas cocer durante 15 minutos en el horno.

Mezcla la crema y el resto de la mostaza. Calienta esta salsa ligeramente a fuego lento. Fuera del fuego, añade 1 cucharada sopera de finas hierbas picadas.

Retira las caballas de sus «papillotes». Espolvoréalas con las finas hierbas sobrantes, las bayas rosas, la pimienta molida y la flor de sal.

Rodea las caballas con la salsa y sirve con arroz integral.

Terrina de caballa

Ingredientes

- 2 caballas
- 5 tomates
- 300 g de habas
- 1 zanahoria
- 1 cebolla
- 1 pimiento
- 1 ramita de tomillo
- 2 hojas de laurel
- 5 g de agar-agar (gelatina vegetal)
- 3 clavos
- 2 cucharadas soperas de aceite de colza
- Sal gris
- Pimienta

Prepara un caldo con 1 l de agua salada, en el que introducirás la cebolla con los clavos, la zanahoria cortada en rodajas, el tomillo, el laurel y el pimiento. Llévalo a ebullición durante 20 minutos, baja el fuego e introduce las caballas durante 12 minutos. Retira los pescados y separa los lomos.

Introduce las habas en el agua salada hirviendo durante 45 minutos. Pélalas. Disuelve el agar-agar en un bol de agua. Calienta el aceite en una sartén e introduce los tomates pelados y triturados hasta obtener un sofrito. Filtra 1/2 litro de caldo y diluye en éste el agar-agar. Vierte 1 cm de este caldo en el fondo de la terrina y guárdalo en un sitio fresco. Cuando el líquido cuaje, extiende sobre él 1/3 de habas y de filetes de caballa, alternando las capas con el sofrito de tomates. Termina con 1/3 tercio de habas, presiona bien con las manos y déjalo en la nevera durante 4 h.

Sirve a cada comensal 2 rodajas de la terrina, recubiertas con el resto del sofrito de tomates y acompañadas por las habas sobrantes. Todos los ingredientes deben estar bien frescos.

Anguila aromatizada

Ingredientes

1 anguila de 750 a 800 g

3 escalonias

1 cebolla

1 diente de ajo

2 cucharadas soperas de perejil

1 cucharadita de hojas de estragón cortadas

10 cl de aceite de oliva

Zumo de limón

100 g de pan seco

Sal gris

Pimienta recién molida

Pídele al pescadero que le quite la piel a la anguila y que la corte en rodajas de 4-5 cm aproximadamente.

Pela las escalonias, la cebolla y el diente de ajo. Pica bien fino las escalonias y la cebolla, chafa el diente de ajo.

Coloca las rodajas de anguila en una bandeja o en un plato hondo.

Introduce en un cazo la cebolla, la escalonia, el ajo, el perejil, el estragón, el aceite, la pimienta y la sal.

Cubre estos ingredientes con agua y llévalos a ebullición. Vierte este caldo hirviendo sobre la anguila. Déjala marinar un par de horas cubierta.

Vierte la anguila y su marinada en un plato de horno.

Corta el pan en trozos pequeños y pícalo. Recubre la anguila con este pan rallado.

Mete el plato en el horno precalentado durante aproximadamente 30 minutos a 210° C (termostato 7). Rocíalo con zumo de limón cuando lo saques del horno y sírvelo enseguida.

Atún provenzal

Ingredientes

1 lomo de atún de 800 g
500 g de tomates
250 g de calabacín
250 g de berenjena
2 pimientos verdes
2 cebollas
2 dientes de ajo
1 ramita de tomillo
1 ramita de albahaca fresca
3 cucharadas soperas de aceite de oliva
3 cucharadas soperas de aceite de colza
Sal gris
Pimienta recién molida

Lava los calabacines y las berenjenas. Córtalos en rodajas sin pelarlos.

Quita las pepitas de los pimientos y córtalos en rodajas. Pela y chafa los dientes de ajo. Pela y corta en rodajas finas las cebollas. Haz un corte en forma de cruz en los tomates. Escáldalos 1 minuto. Pélalos, quita las pepitas y corta en trocitos.

Mezcla dos cucharadas de aceite de oliva y de colza. Calienta el aceite a fuego medio en una olla a presión, añade las berenjenas, los calabacines, los pimientos y las cebollas y rehoga 5 minutos sin dejar de remover.

Añade el ajo, los tomates, el tomillo y la albahaca. Salpimienta y prosigue la cocción con la tapa entreabierta durante 2 horas. Si hiciera falta, quita la tapa al final de la cocción, en caso de haber quedado muy líquido.

Saca la piel del atún y córtalo en filetes finos; fríelos en varias tiradas, 30 segundos por lado, a fuego medio en una sartén con lo que queda de los dos aceites. Salpimienta.

Extiende las verduras en el fondo de un plato, coloca encima los filetes de atún y sirve sin más tardar.

Sardinas en puré

Ingredientes

De 8 a 12 sardinas

3 pepinillos

Zumo de limón

1 cucharadita de orégano

2 cucharadas soperas de aceite de oliva

Quita las escamas de las sardinas y vacíalas. Lávalas y córtales la cabeza y la cola. Ábrelas y retira la espina. Escurre los pepinillos.

Corta las sardinas en trozos pequeños y los pepinillos en rodajas.

Mezcla delicadamente las sardinas con los pepinillos, el aceite y un poco de sal y pimienta. La preparación deberá ser homogénea.

Añade el zumo de limón y el orégano. Mezcla bien el tiempo necesario para incorporar estos ingredientes al puré de sardinas.

Coloca el puré en una fuente y mantenla al fresco hasta el momento de servir.

Acompaña el puré con rodajas de pan de centeno tostado.

Rollito de salmón

Ingredientes

700 g de filetes de salmón
200 g de ensalada de hojas grandes (lechuga, por ejemplo)
4 bulbos de hinojo (unos 300 g en total)
5 cucharadas soperas de zumo de limón
2 cucharadas soperas de aceite de colza
2 cucharadas soperas de perejil (o cebolleta o perifollo)
Sal
Pimienta (recien molida, mejor)

Recorta los filetes de salmón en daditos. Salpimiéntalos y añade las cucharadas soperas de zumo de limón. Mezcla bien y deja la preparación en la nevera.

Recorta cada hinojo en juliana o en daditos si no tienes tanta paciencia.

O BIEN

Pica finito el hinojo con la picadora eléctrica.

Mezcla en una ensaladera, con la hierba aromática que hayas elegido, 2 cucharadas soperas de aceite y el resto del zumo de limón. Salpimiéntalo y ponlo en la nevera.

Si has picado el hinojo, mezcla la preparación del pescado con la de las hierbas. Alternativamente, puede servirse como guarnición.

Lava la ensalada, hoja por hoja.

Coloca las hojas bien planas sobre los platos y en el centro de cada una de ellas, coloca el equivalente de una cuchara sopera rasa de la preparación a base de salmón. Enrolla la hoja de lechuga para formar el rollito.

Tártaro de salmón a las finas hierbas

Ingredientes

700 g de salmón

4 cucharadas soperas de hierbas aromáticas (albahaca, perifollo, cebolleta, perejil)

1 cucharada sopera de vinagre

2 cucharadas soperas de zumo de limón

4 cucharadas soperas de acierte (de oliva o, mejor aún, una mezcla de oliva/colza/nuez)

Sal

Pimienta (recién molida, mejor)

Pica la carne de salmón en cubitos con la ayuda de un cuchillo bien afilado. Salpimienta. Añade el vinagre y el limón. Mezcla bien y añade el aceite. Vuelve a mezclar.

Corta con tijeras las hierbas aromáticas, añádelas a la preparación y mezcla bien.

Deja la preparación en la nevera 1 hora larga, salvo que te guste el sabor del pescado crudo. Cuanto más tiempo se quede en la nevera, tanto más «cocido» quedará el pescado en el escabeche.

Tarta al roquefort de Grenoble

Ingredientes	
1 pasta brisa preparada	Extiende la pasta en un molde para tarta.
150 g de roquefort	Mezcla todos los ingredientes (excepto las nueces) y viértelos en la pasta.
150 g de queso blanco	
3 huevos	Pon la tarta en el horno no muy caliente (termostato 6) durante 30 minutos.
1 tacita de café de nueces peladas	Una vez cocida, antes de servir, introduce las nueces en el relleno de la tarta.

Tarta de nueces y frutos secos

Ingredientes	
1 pasta brisa preparada	Desenrolla la pasta y extiéndala en un molde para tarta. Rellénala con frutos secos.
300 g de nueces peladas	Bate los huevos en un bol con el tenedor, mézclalos con la crema vegetal. Vierte esta preparación sobre los frutos secos. Deja cocer la tarta 30 minutos en el horno (termostato 6).
100 de pasas	
100 g de higos secos	
100 g de orejones	
2 huevos	
«Crema fresca» vegetal (una terrina)	

LOS OMEGA 3 Y LA SALUD

Para nuestro organismo, la carrera en búsqueda de los omega 3 empieza incluso antes de nuestro nacimiento. Nos acompaña en nuestra vida diaria y las consecuencias de un déficit pueden llegar a ser muy perjudiciales. Una carencia de omega 3 en los primeros meses de vida probablemente nunca quede compensada y el impacto sobre nuestra salud será sin duda de primer orden. En cambio, en momentos menos «críticos», una eventual carencia no resultaría tan devastadora, pero sería igualmente insidiosa. Por ello, es preferible asegurarnos un aporte continuado de ácidos grasos protectores, en vez de tener luego que reparar los daños causados por su ausencia.

Advertencia

La relación de los omega 3 con la salud tiene una larga historia... de la que no hay que perderse ni un solo capítulo. Son necesarios aportes suficientes y continuos de omega 3 a lo largo de toda la vida. Garantizan el buen funcionamiento de nuestro cuerpo y del cerebro e incluso condicionan en buena medida nuestra relación con los demás. En caso de déficit, los síntomas pueden tener mil caras, las más conocidas y estudiadas de las cuales son las enfermedades cardíacas y la depresión. Por este motivo, aumentar los aportes en omega 3 (mediante la alimentación o mediante suplementación nutricional) consigue que muchos trastornos se mitiguen e incluso desaparezcan. Sin embargo, hemos de tener presente que la estrategia omega 3 ¡sólo es eficaz en estados carenciales! Este caso es muy frecuente, pero si tu suplementación nutricional con omega 3 «no funciona», mejor no insistir: quizás no tengas déficit alguno y en tal caso, los omega 3 no podrán hacer nada por ti. No te expongas a prescindir del diagnóstico y, sobre todo, de la terapia adaptada a tu enfermedad.

A CADA EDAD SUS OMEGA 3

Bebés

Antes de nacer, los bebés son fetos. Esto lo sabe todo el mundo; lo que menos gente sabe es que su cerebro y su sistema nervioso se desarrollan durante el primer trimestre del embarazo, saqueando literalmente las reservas de DHA de su mamá... siempre y cuando ésta se las pueda suministrar. Para ello, ésta no debería presentar ningún déficit de omega 3. Después, el recién nacido prosigue su consumo desenfrenado de DHA para poder culminar la construcción de su cerebro. En el mejor de los casos, obtiene sus omega 3 de la leche materna, perfectamente adaptada a sus necesidades. En caso contrario, las leches de continuación enriquecidas con omega 3 aportan este ácido graso al bebé, por mucho que persistan algunas controversias al respecto.

En caso de retraso en el desarrollo neurosensorial (niño lento, visión y audición débiles...) algunos meses de suplementación nutricional con omega 3 permitirán que todo vuelva a su cauce, a condición de que el origen sea un déficit en ácidos grasos, claro está.

> **¡Atención!**
> ¡Se trata efectivamente de DHA y no de EPA (puro)! No confundas nunca ambos términos y verifícalo siempre en las latas de leche de continuación.

Adolescencia

La adolescencia es conocida por ser una etapa compleja de la vida. Con el impulso hormonal, el cuerpo se hace adulto a la vez que el espíritu (en teoría). Este «volver a nacer» no siempre se desarrolla sin complicaciones... ni sin profusas visitas a los *fast food,* cuya comida es insípida y desprovista de omega 3. Desequilibrio hormonal y desequilibrio en ácidos grasos a menudo van acompañados y no facilitan las cosas... sobre todo los dolores menstruales. Una suplementación nutricional con cápsulas de aceite de pescado (mejor si vienen asociadas con aceite de onagra o borrajas) mejorará considerablemente las víctimas del «síndrome premenstrual».

Estudios específicos han podido demostrar que suplementar a los adolescentes que tenían síntomas de agresividad y de conducta asocial (los llamados «jóvenes problemáticos») reducía significativamente sus reacciones violentas, sobre todo en los casos de estrés. Por descontado, habría que seguir los casos uno por uno, y seguramente intervienen muchos otros factores. Pero qué duda cabe de que un déficit de omega 3 no es lo más favorable para el equilibrio nervioso. Ésta no es en absoluto una sorpresa, dado que los omega 3 se vienen utilizando con éxito en el marco de los trastornos del comportamiento y la depresión: la agresividad es también una forma de inestabilidad emocional.

Adultos

Los adultos jóvenes se ven, por un lado, metidos de lleno en el estrés profesional y, por otro, con muchos «frentes abiertos»: hogar, pareja, familia. Todas estas situaciones exigen una buena dosis de omega 3. Las parejas que quieran tener hijos deberán estar especialmente atentos a sus aportes.

Por otra parte, aunque diste mucho de ser contemplado como un problema primordial en esta época, en la primera parte de nuestra vida sembramos la salud que recogeremos mañana. Las malas decisiones nutricionales de hoy tendrán consecuencias en diez o veinte años. Ése es, pues, el momento ideal para tomar conciencia de que tenemos un corazón para algo más que para enamorarnos y que en consecuencia debemos protegerlo. Nuestro objetivo: evitar el accidente cardiovascular que pudiera presentarse en el futuro; ciertamente falta mucho para ello, pero nunca será demasiado pronto...

También es importante adoptar una alimentación (y unos hábitos de salud) preventiva en materia de cáncer. Esta enfermedad nunca se presenta bruscamente: pasan largos años antes de que se declare. Poner en marcha hábitos adecuados, integrar el «reflejo omega 3» en nuestra alimentación, supone poner todas las bazas de nuestro lado para evitar ulteriores preocupaciones.

Por descontado, los omega 3 no nos ponen milagrosamente a salvo de todo. Pero las autoridades médicas saben hasta qué punto las enfermedades cardíacas y el cáncer, que son los factores principales de mortalidad en nuestros países, están influenciados —ya sea favorablemente o de forma desfavorablem— por el contenido del plato, por la práctica o no de una actividad deportiva, por el hecho de ser fumador o no serlo, etc.

Personas mayores

Los mayores ya no son lo que eran. Situados en las antípodas de los jubilados aquejados de reumatismos y confinados en sus hogares, la mayoría trabaja, viaja, sale, practica algún deporte (o varios), hace el amor, prepara comidas con los amigos... resumiendo, ¡que están llenos de vida! Y si tenemos en cuenta que, teóricamente, tenemos una esperanza de vida de 120 años, ¿por qué no mirar las cosas desde el prisma más optimista? ¡A los sesenta estamos justo en la mitad de nuestra vida!

Este cuadro idílico está no obstante sujeto a condiciones, como suele decirse. Que la salud sea buena. Y que la mente la acompañe.

Los omega 3 participan activamente en estos dos objetivos principales y consiguen alejar o ralentizar la aparición de muchas enfermedades degenerativas. Esto se aplica a los dolores (reumatismos), al buen funcionamiento del cerebro, al estado anímico, a la protección cardíaca y contra el cáncer, la diabetes y el sobrepeso. Sea cual sea tu problema inicial, sería raro que no sintieras alguna mejoría, aunque sea parcial, gracias a los omega 3. ¿Por qué no probarlo?

BENEFICIOS DE LOS OMEGA 3

A lo largo de las siguientes páginas, descubrirás lo que los omega 3 pueden hacer por ti. Debes partir del principio de que, en caso de trastorno, una suplementación nutricional suele ser indispensable, aunque es obligatorio aumentar primero el contenido en omega 3 de tu alimentación (entre 2 y 4 platos de pescado azul cada semana, aliñado con aceite de colza-oliva-nuez). La posología se detalla a título indicativo, pero habrá que adaptarla a cada caso personal.

> **Nota importante**
>
> ¡Cuidado! Los omega 3 son sustancias muy poderosas. Hasta tal punto es así, que algunas firmas las comercializan como medicamento, sin combinarlos con ningún principio activo. Esto significa que si ya estás siguiendo un tratamiento, es preferible comentarle a tu médico tus intenciones de tomar una suplementación nutricional con omega 3. Cabe apuntar, que muchos médicos aún no conocen muy bien estos ácidos grasos. No te desmoralices y, si fuera necesario, consulta a un médico especialista en nutrición terapéutica.
>
> No te aventures por ti solo con la suplementación nutricional, especialmente si ya tomas algún fluidificador sanguíneo (como aspirina) o si tienes problemas de coagulación.

ALERGIAS

→ *Posología omega 3 recomendada: una media de 2 g diarios (EPA en su mayoría).*

Los omega 3 previenen las alergias, esto ya está demostrado. Y su acción beneficiosa empieza pronto porque, como suplementación nutricional de mujeres embarazadas con predisposición a las alergias, ¡las cápsulas de aceite de pescado protegen a su futuro bebé!

Un estudio demuestra que los bebés salieron beneficiados de los omega 3 ingeridos por sus madres (comparados con otro grupo al que se suministró un placebo). Los investigadores han observado que desde el nacimiento, las células de los bebés «omega 3» atesoraban más omega 3 que las células de los bebés «placebo». Sus reacciones alérgicas a los pelos de gato y a los huevos (dos alergias muy extendidas) también aparecían con menor frecuencia y menor intensidad. Finalmente, si las manifestaciones cutáneas (eczema) no parecen quedar corregidas mediante esta suplementación nutricional, los científicos apuntan sin embargo que son menos severas.

7 puntos importantes

1. No olvidar la vitamina C (natural con flavonoides), antialérgico de primer orden en grandes dosis (suplementación nutricional).
2. El estrés y las emociones desencadenan crisis alérgicas.
3. La homeopatía es eficaz (pólenes, Histaminum, histamínico pulmonar).
4. Evitar los corticoides, los antiinflamatorios y las aspirinas, en la medida de lo posible.
5. Tratar sistemáticamente las infecciones (sobre todo las ORL) y las micosis, caso de ser portador.
6. Regenerar la flora intestinal con cepas bacterianas amigas (protobióticas). De venta en farmacias.
7. Acordarse de la suplementación nutricional con quercetina, un flavonoide natural especialmente antialérgico (sobre todo si sufres de alergias al polen y al sol).

ARTRITIS, ARTROSIS, POLIARTRITIS REUMATOIDE

➙ *Posología omega 3 recomendada: un promedio de 2 g diarios (EPA en su mayoría).*

Los deportistas saben mejor y antes que los demás lo que se sufre con los dolores provocados por la **artritis**: hinchazones, enrojecimientos, calor... Esta inflamación aguda o crónica suele asociarse, erróneamente, a las personas mayores. Puede aparecer a cualquier edad, al contrario que la **artrosis,** que afecta específicamente a los mayores. En este último caso, la articulación está deteriorada y los medicamentos que habitualmente se recetan (antiinflamatorios) no hacen sino acentuar esta destrucción programada.

Es mil veces preferible recurrir a los omega 3, que no sólo alivian los dolores inflamatorios, sino que además protegen las articulaciones. Las grasas de origen marino obstaculizan la producción de dos sustancias básicas implicadas en los ataques articulares. Para que su eficacia sea tangible, conviene suplementarse a razón de 2 g diarios, o sea 2 cápsulas al mediodía y por la noche si las cápsulas vienen en dosis de 500 mg (a menos que desees consumir 200 g de salmón diarios...).

Cuando la mecánica se oxida

En caso de poliartritis reumatoide, la más frecuente de las afecciones reumáticas crónicas, las recomendaciones son las mismas. Porque el omega 3 no sólo previene la aparición de esta enfermedad (los esquimales no la conocen), sino que además mejora los síntomas cuando se padece. Menos articulaciones dolorosas o inflamadas, menos abotargamiento matinal, etc. Pero debes ser paciente, los efectos beneficiosos aparecen al cabo de 8 a 12 semanas de suplementación nutricional.

10 puntos importantes

1. Adoptar la *vegetarian attitude*. Eso significa que, aunque no seas vegetariano, debes dar prioridad a los alimentos vegetales. Las proteínas animales (aparte del pescado azul) generan sustancias inflamatorias susceptibles de provocar dolores en las articulaciones. Esto es especialmente cierto en el caso de la carne, la leche y el queso. Los vegetales, por el contrario, «lavan» las articulaciones. ¡A comer manzanas!
2. Perder peso si fuera necesario.
3. Limitar el consumo de carne roja (y muy especialmente el embutido) para reducir los aportes de hierro al organismo.
4. Cuidado con las alergias o intolerancias alimentarias, muy frecuentes. ¡No siempre sabemos que las padecemos! En caso de fatiga inexplicable, de afecciones «que se llevan arrastrando», hay que pensárselo. Y restablecer la barrera digestiva (fermentos lácteos en farmacia).
5. Siempre que sea posible, sustituir el café por el té verde.
6. De las plantas medicinales, el sauce, el erigero, la grosella negra, el harpagofito son excelentes antiinflamatorios.
7. El aceite esencial de eucalipto al limón es eficaz contra la artritis, mientras que la esencia de enebro es especialmente útil en caso de dolores articulares. ¡Qué gran alivio en baño o en masaje!
8. Cuando remiten las crisis dolorosas, mantener una actividad física suficiente, véase sostenida: es la única manera de generar un nuevo cartílago.
9. Evitar tomar los medicamentos «habituales» sin hacer la menor pregunta. Las aspirinas, los corticoides o los antiinflamatorios pueden proporcionar alivio, pero su eficacia irá disminuyendo con el tiempo y además suelen generar efectos secundarios a veces graves. ¡Y encima estropean el cartílago que queda!
10. Se recomiendan encarecidamente las curas termales.

ASMA

→ *Posología omega 3 recomendada: 2 g diarios como media (EPA en su mayoría)*

Gracias a su innegable poder antiinflamatorio, los omega 3 previenen las alergias en general y el asma en particular. Esta buena noticia concierne no sólo a los millones de asmáticos que hay en los países europeos, sino también a todos los que prefieren no llegar a convertirse en uno de ellos. Muchísima gente...

Por supuesto, no es cuestión de tratar una crisis de asma saboreando un steak tártaro de salmón. Pero se ha demostrado que cuanto más pescado azul comes, menos riesgo tienes de padecer asma. Un estudio centrado específicamente en los niños afirmaba que los grandes consumidores de pescado marino tienen cuatro veces menos posibilidades de padecer asma que sus compañeros menos aficionados al pescado. Si ya perteneces al clan de los asmáticos, los omega 3 siguen siendo interesantes, dado que limitan los síntomas de esta enfermedad. Menos crisis y menos violentas: mucho mejor. El caso inverso también «funciona»: cuanto más rica sea nuestra alimentación en ácidos grasos saturados o en omega 6, mayores posibilidades de padecer de asma tendremos.

Otros estudios han puesto de manifiesto los efectos beneficiosos de los omega 3 en materia de prevención o tratamiento de algunas enfermedades pulmonares, como la bronquitis crónica y el enfisema.

No olvidemos que para la protección de nuestros pulmones, incluido el asma, una alimentación rica en antioxidantes y especialmente en vitamina C es primordial. Tan importante como los omega 3.

> **8 puntos importantes**
>
> 1. No fumar y evitar los lugares llenos de humo
> 2. Tener siempre a mano el inhalador (tipo Ventoline).
> 3. Evitar los corticoides.
> 4. Los pulmones de los asmáticos necesitan más vitamina C que los de los demás. Tomar cada día al menos un comprimido de 500 mg de vitamina C, sobre todo en medios urbanos (por la contaminación).
> 5. Evitar tener perros y gatos en casa, muy encantadores pero desencadenantes de las alergias.
> 6. Tener cuidado con los productos lácteos.
> 7. La actividad física mejora los parámetros respiratorios y puede espaciar las crisis.
> 8. Evitar siempre cualquier inhalación de aceites esenciales.

CÁNCER

→ *Posología omega 3 recomendada: 2 a 3 g diarios como media (EPA/DHA)*

Una ingesta suficiente de omega 3 probablemente prevenga los cánceres de pecho y de próstata, y seguramente los de pulmón, de páncreas y de colon. En lo concerniente a los otros cánceres, los resultados de los estudios son menos claros y menos numerosos, pero difícilmente se puede concebir que los omega 3 desencadenen el desarrollo de esta enfermedad. Dicho esto, conviene ser prudentes, sobre todo con la preparación de platos ricos en omega 3: si no tenemos en cuenta la fragilidad de estos ácidos grasos, corremos el riesgo real de producir pequeños compuestos tóxicos. Si este consumo es ocasional, no tendría importancia alguna, pero imaginemos que consumimos cada día salmón a la parrilla, por ejemplo, y aceite de nuez rancio (ejemplo inverosímil donde los haya)... Su impacto sobre nuestra salud no sería muy afortunado, que digamos.

Por otra parte, tan importante como aumentar los aportes de omega 3 es reducir los aportes en grasas saturadas. De hecho, está ya demostrado que una alimentación rica en grasas saturadas predispone a la mayoría de los cánceres. Por tanto, conviene tener presente el doble efecto omega 3: cuando los consumimos, además estamos evitando ingerir grasas malas.

Cuando el cáncer se ha declarado, habrá que seguir escrupulosamente las prescripciones médicas adecuadas. Pero una vez más, las investigaciones demuestran que la eficacia de los tratamientos (quimioterapia y demás) es óptima cuando también lo es el aporte en omega 3. Dicho de otro modo, para aumentar nuestras posibilidades de curación y acelerar nuestra recuperación, habría que obligarnos a comer dos o tres veces por semana pescado azul. Otros estudios consideran que estos efectos beneficiosos sólo se pueden obtener mediante aportes muy regulares de omega 3, esto es, con suplementación nutricional diaria. En cualquier caso, habrá que comentárselo al médico o al especialista en nutrición terapéutica.

> El cáncer es una enfermedad muy compleja, en la que hay que discernir sus diferentes estadios. Globalmente, hay una fase de iniciación, de promoción y luego una de desarrollo (proliferación del tumor).
>
> La alimentación no desempeña un papel en relación con el estadio 1, es decir que todos los hombres del mundo presentan la misma ratio potencial de contraer un cáncer de próstata (estadio de iniciación en el que aparecen las células cancerosas).
>
> Sólo en el estadio 2 (promoción-desarrollo) desempeña la alimentación un papel primordial. Por este motivo, según los países, las costumbres, etc., varía tanto el número real de cánceres de próstata.

> **5 puntos importantes**

1. La dieta cretense tiene fama de proteger el corazón, pero también puede prevenir de forma notable la mayoría de los cánceres (sobre todo los de pecho, de próstata y de colon). Debido, entre otras cosas, a los omega 3... ¡pero no sólo gracias a ellos!
2. En caso de tratamiento (quimioterapia) se aconseja ENCARECIDAMENTE suplementarse con omega 3 (que mejora la eficacia de los medicamentos) en dosis no excesivas, léase de 2 a 3 g diarios.
3. No fumar ni abusar del alcohol (sobre todo las mujeres en tratamiento hormonal sustitutivo). Alcohol + tabaco = cóctel explosivo que hay que evitar a toda costa.
4. Los antioxidantes nos protegen de la mayoría de los cánceres. Consumir suficiente fruta y verdura aparte de ingerir los suplementos nutricionales (que nunca podrán sustituir una alimentación rica en verduras).
5. La práctica de un deporte forma parte de la protección contra el cáncer (en especial contra algunos como el cáncer de pecho).

CEREBRO

→ *Posología omega 3 recomendada: 2 a 3 g diarios como media (EPA/DHA, dependiendo de la edad y del problema a tratar)*

El cerebro es muy rico en grasas. Sus células se componen en gran medida de los ácidos grasos que ingerimos. Para conservar la flexibilidad necesaria a su buen funcionamiento, hay que proporcionarle omega 3. Estos últimos desempeñan un papel fundamental en su desarrollo y en su «mantenimiento». El feto los recibe a través de la placenta, lo que favorece su desarrollo equilibrado. Durante la lactancia, la madre también se los proporciona al recién nacido. La suplementación nutricional en DHA también mejora, al parecer, las capacidades de aprendizaje de los niños en déficit (mejoría del CI).

Los mayores que deseen preservar sus facultades intelectuales también deberían apostar por los omega 3. Al parecer, agilizan la sinapsis. Y quien dice sinapsis rígida dice ralentización de la transmisión nerviosa. Esto es, agujeros en la memoria y debilitamiento de las funciones intelectuales.

En relación con las enfermedades mentales, como el Alzheimer o la demencia, los omega 3 tienen mucho que decir. Una vez más, un consumo intenso y regular de pescado azul reduce drásticamente el riesgo de desarrollar estos trastornos. Un estudio publicado en el *British Medical Journal* demostraría que consumiendo un plato de pescado azul por semana, quedábamos más protegidos que si no lo comíamos nunca o casi nunca. Seguro que aumentando la dosis se incrementa la protección. Los investigadores han apuntado múltiples razones para que esto suceda. La sangre, más fluida, alimenta mejor al cerebro. Se contabilizan menos microinflamaciones, consideradas desde hace poco tiempo corresponsables de muchos problemas relacionados con el corazón y el cerebro; las conexiones nerviosas son de mejor calidad, dado que las células son más ágiles; se mejora la regeneración de las células, etc. Las investigaciones demuestran además que, a la inversa, cuantas más «grasas malas» consumimos, más aumenta el riesgo de demencia y de padecer Alzheimer.

Esquizofrenia

Al parecer, los enfermos de esquizofrenia presentan a menudo ratios bajas de omega 3 en la sangre. Causa o consecuencia, la respuesta a esta pregunta es objeto de controversia. Lo que sí está confirmado es que los resultados de estas pruebas (durante las cuales la dieta de los enfermos estuvo suplementada con aceite de pescado) fueron altamente alentadores: disminución de síntomas depresivos, alucinaciones, comportamientos inadaptados, apatía... La prudencia es de rigor en estas enfermedades tan complejas, pero repetidos estudios con doble ciego contra placebo (por tanto, muy serios) llevaron a la misma conclusión positiva hacia los omega 3. Sería una lástima que no pudieran sacar partido de ellos los enfermos, sean cuales fueren los tratamientos psiquiátricos que se les dispense.

Demencias, alzheimer, envejecimiento

No hay duda alguna: un consumo regular de pescado azul y marisco preserva el cerebro. Existen muchos estudios que demuestran que quienes se someten a un régimen «marinero» pierden menos memoria y sufren menos demencias o enfermedad de Alzheimer que los demás.

En cuanto a la suplementación nutricional de omega 3 en caso de enfermedad mental demostrada (por ejemplo, Alzheimer), mejora de un modo evidente la calidad de vida. Por descontado, esto es algo «subjetivo» y de muy difícil cuantificación en cifras... ¿pero no era vivir la vida el primer objetivo?

El mecanismo de acción aún sigue siendo el mismo. La mejoría de la circulación sanguínea y, por tanto, la optimización de la «alimentación» de las neuronas y la reducción de inflamaciones en el cerebro ya no se ponen en tela de juicio. No cabe la menor duda de que los omega 3 participan asimismo en la regeneración de las células nerviosas, una labor delicada que ya cumplían durante el desarrollo del joven cerebro del bebé.

4 puntos importantes

1. Corazón y cerebro funcionan «cogiditos de la mano», podríamos decir. Velando por la salud del primero podremos irrigar correctamente el segundo.
2. Evitar al máximo los tóxicos (tabaco, inhalación de productos químicos —incluyendo los desodorantes de WC, por ejemplo— la ingestión de hierro, plomo, mercurio, aluminio, pesticidas...)
3. El ginkgo biloba es una planta extraordinaria para mejorar la circulación cerebral. Se aconseja tomar unos extractos de 60 mg dos veces al día en cuanto el cerebro presente signos de debilidad (lapsus de memoria, etc.)
4. El cerebro es un órgano como los demás pero «un poco más» que los demás: necesita carburante de calidad... y en cantidad. ¡Aunque sólo suponga el 2 o 3 % del cuerpo consume entre el 20 y el 30 % de su energía! Reclama su derecho a recibir muchas vitaminas, minerales, aminoácidos, etc. Desgraciadamente, todas las personas mayores padecen déficit de diversas vitaminas (sobre todo vitamina B), que desempeñan funciones de primer orden en la actividad cerebral. Según algunos especialistas, muchos diagnósticos de demencia se dictaminan alegremente cuando una suplementación nutricional de vitamina B y de omega 3 permitiría restablecer el equilibrio perdido.

Léase también el apartado «Corazón» en la página 83 para la prevención de ataques cerebrales.

CIRCULACIÓN SANGUÍNEA

➜ *Posología omega 3 recomendada: 1 g diario como media (EPA en su mayoría)*

Una de las razones por las que los omega 3 protegen de forma tan extraordinariamente eficaz contra los ataques o los accidentes cardiovasculares es porque hacen que los glóbulos rojos sean más flexibles. Ahora bien, conviene saber que las células sanguíneas son más grandes que los vasos sanguíneos más finos, las arteriolas. Cuanto más flexibles sean los glóbulos rojos, más posibilidades tendrán de «aplastarse» para pasar por el túnel de estos finos capilares y alcanzar su meta pese a todo. En el caso inverso, un glóbulo rojo demasiado «rígido» no podrá deformarse y un diámetro demasiado estrecho le detendrá en su recorrido.

Esto sirve para los vasos sanguíneos más finos, como los de los extremos de los dedos (sobre todo cuando hace frío) o que llegan hasta los ojos. Una sangre más fluida es por tanto menos susceptible de «formar coágulos» y por tanto, de taponar las arterias, origen de los temidos infartos o de los accidentes vasculares cerebrales. Pero también permite una circulación más fluida con todos los beneficios añadidos que esto supone: mejor resistencia al frío (enfermedad de Raynaud) y al calor; menor riesgo de flebitis, de retención de líquidos y de celulitis; asegura la llegada a los lugares más remotos del cerebro de los nutrientes que necesitan, etc.

Una buena circulación sanguínea es esencial para la salud, porque de ella depende el aprovisionamiento en nutrientes de todas nuestras células, de todos nuestros órganos.

> **4 puntos importantes**

1. El tabaco y el estrés pueden cerrar de los vasos sanguíneos.
2. Los flavonoides son extremadamente importantes para la circulación de la sangre. Estos componentes se hallan en todas las plantas de prescripción circulatoria (vid roja, hamamelis, ginkgo...) y también en frutas y verduras oscuras (grosella negra...), en el té verde y el vino tinto.
3. Caminar, caminar, caminar. Pero evitaremos estar de pie: permanecer de pie durante horas en lugares demasiado caldeados es la mejor forma de perturbar la circulación sanguínea de las piernas, sobre todo las femeninas.
4. Entre los hombres, mucho más afectados por insuficiencias cardíacas que las mujeres (¡pues sí!), hay que evitar las comidas copiosas y el abuso del alcohol, causas principales.

CORAZÓN

→ *Posología omega 3 recomendada: 2 g diarios como media (EPA en su mayoría)*

Éste es sin duda uno de los puntos más documentados y consensuados: Los omega 3 protegen el corazón. Su consumo diario previene los ataques cardíacos, la muerte súbita y las reincidencias tras un infarto.

¿Por qué? Pues porque estos maravillosos ácidos grasos:

- Fluidifican la sangre. Previenen las trombosis («tapones» o coágulos sanguíneos) impidiendo que las plaquetas se peguen entre sí. Eso es muy importante, ya que el 85 % de los ataques cerebrales tienen que ver con estos famosos «tapones» que obstru-

yen el paso de las arterias e impiden que la sangre llegue al cerebro. Además, gracias a esta propiedad, el corazón tiene que esforzarse menos para hacer circular una sangre «más líquida».
- Flexibilizan las arterias.
- Ayudan a regular la tensión.
- Se oponen a la inflamación, un factor de primer orden en los ataques cardíacos. En resumen, que la famosa «placa de ateroma», a la que se culpa de «taponar las arterias» no es tan nociva siempre y cuando quede bien «anclada» en sus paredes. Bajo el impulso de una microinflamación, la placa se desprende y es entonces cuando resulta peligrosa, dado que puede situarse en cualquier lado, en algún lugar estratégico, por ejemplo.
- Propician una disminución de la ratio de triglicéridos (las grasas más comunes en la sangre, cuyo exceso es malo para el corazón). Esto resulta tanto más valioso en la medida en que algunas enfermedades cardíacas pueden depender únicamente de esta ratio (sin relación con el colesterol u otros factores de riesgo) especialmente entre las mujeres.
- Regulan el ritmo cardíaco: menos taquicardias (cuando el corazón late muy deprisa), fibrilaciones, etc.

¿Aspirina u omega 3?

Ambas cosas fluidifican la sangre y por eso los médicos prescriben desde hace muchos años pequeñas dosis de aspirina a muchas personas con problemas cardíacos. Si fuera éste tu caso, no sustituyas la primera por los segundos. En defensa de los omega 3 hay que apuntar que protegen de muchas otras cosas y que mejoran el estado de la piel, reducen los dolores articulares, etc. Sin embargo, su mecanismo de acción es diferente y tal vez tu caso requiera seguir un tratamiento a base de aspirina. Háblalo con tu médico, es muy importante.

Según afirman algunos especialistas, entre los cuales figura el profesor Wilette (Universidad de Harvard, Boston), una alimentación muy rica en omega 3 (pescado azul), basada en los aportes vegetales (frutas, verduras, cereales integrales) + la práctica de un deporte + nada de tabaco, previene la mayoría de las enfermedades cardíacas, además de muchas patologías graves (diabetes, obesidad, etc.). Y si hubieras sido víctima de un infarto, deberías remitirte a las recomendaciones actuales (AHA Dietary Guidelines – Kraus 2000, Entrevistas de Bichat 2001):

- Perdiendo peso si fuera necesario.
- Comiendo menos grasas de manera general, sobre todo menos grasas saturadas.
- Sustituyendo las grasas saturadas (mantequilla, queso, carnes grasas) por grasas insaturadas de origen vegetal o marino (pescado azul, aceites vegetales bien elegidos, nueces).
- Aumentando los aportes en frutas y verduras frescas así como en cereales integrales.
- Consumiendo menos sal y tomando menos alcohol, sobre todo en casos de hipertensión arterial.
- Suplementando con omega 3 a razón de 1 g de aceite de pescado diario (aparte de la alimentación).

Esta última recomendación es unánime entre todas las instancias médicas mundiales. Repetimos: la suplementación nutricional es lógica y obligatoria en caso de haber padecido un infarto, por mucho que aumentemos el consumo de pescado azul (¡igualmente obligatorio!).

¡No hay que confundir colesterol con infarto!

Aunque la eficacia de los omega 3 es alta, no por ello hay que dejar de lado el colesterol. Y a la inversa, no por mucho cuidar nuestro colesterol todo funcionará a las mil maravillas. Por múltiples razones (sobre todo económicas), reina una confusión extraordinaria en torno a la mortalidad cardíaca. Pero no confundamos las cosas.

Existe **por una parte** la enfermedad lenta, que nos va exponiendo gradualmente a dificultades cardíacas y podría, eventualmente, provocar un infarto. El colesterol forma parte de esta categoría. **Por otra parte**, las embolias (coágulos), son causas principales de mortalidad. Los omega 3 nos protegen contra estos accidentes.

Que duda cabe, es importante controlar nuestros índices de colesterol y nadie lo cuestiona, pero es menos «urgente» que tomar omega 3. No obstante, es del todo indispensable tener en cuenta nuestra salud cardíaca en su conjunto.

9 puntos importantes

1. Los omega 3 han demostrado su eficacia, descrita a menudo como superior a la de los medicamentos prescritos.
2. Tomar omega 3 y seguir la dieta cretense es la mejor manera conocida hasta la fecha para proteger nuestro corazón y nuestra salud en general.
3. Nunca es tarde para entrar en razón. Sus efectos son incluso más espectaculares tras un accidente cardíaco.
4. No fumar.
5. Hacer ejercicio físico.
6. Evitar las grasas saturadas (carnes, salsas, productos lácteos, mantequilla, queso).

7. Comer nueces a diario, si fuera posible.
8. Beber un par de vasos de vino tinto al día si te apetece... ¡pero no más! Parece ser que los bebedores moderados están mejor protegidos que los abstemios. Pero los abstemios están en mejor forma física que los alcohólicos...
9. Plantearse una suplementación nutricional con coenzima Q10, sobre todo si ya se toma medicamentos para el corazón (especialmente los del tipo «Statine»). Este nutriente natural es de vital importancia para alimentar el músculo cardíaco y mantener en forma el corazón, sobre todo en casos de insuficiencia cardíaca.

DEPRESIÓN

→ *Posología omega 3 recomendada: de 5 a 6 g diarios como media durante algún tiempo (EPA en su mayoría)*

Hasta la fecha, se asociaba la depresión a la psicología, siguiendo el modelo «ha padecido un shock y por lo tanto, está triste y padece depresión». Pero ahora sabemos que se trata a la vez de un trastorno psicológico y biológico. Las personas depresivas adolecen de omega 3. De ahí a decir que suplementándolas con omega 3 se tratan o al menos se reducen los síntomas de la depresión sólo hay un paso... un paso que dieron hace muy poco varios equipos de investigadores. Atención, que no se trata de suposiciones sin fundamento, sino de ciencia médica de vanguardia, según afirma el doctor Lecerf (Instituto Pasteur).

Un estudio en particular, que abarcaba a pacientes extremadamente depresivos y hospitalizados por su alto riesgo de suicidio, demostró que eran tantos los efectos beneficiosos de los suplementos con aceite de pescado, que el estudio se cerró antes de tiempo. De hecho, al cabo de cuatro meses de suplementación nutricional, el grupo al que se suministraban cápsulas de aceite de pescado se sentía incomparablemente mejor que el grupo «aceite de oliva» y por eso los médicos consideraron un crimen que todos los pacientes no pudieran beneficiarse de esta terapia. Todos los síntomas mejoraron: tristeza, insomnio, falta de energía, ansiedad, bajadas de la libido, tendencias suicidas, ideas negras...

Estos buenos resultados no tienen nada de mágico. Se explican por sí solos mediante un cortejo de elementos:

- De «química interna» dado que son antiinflamatorios.
- De «estructura». Sabemos que hay muchos omegas 3 en el cerebro y que gracias a ellos los neurotransmisores (sustancias de la alegría de vivir) «pasan» mejor de una neurona a otra.
- De «entorno». No comemos suficientes omega 3. El estrés acentúa este déficit, etc. Es un círculo vicioso que, asociado con otros factores, puede conducir a la depresión.

La depresión: una enfermedad muy de moda

La depresión afecta a aproximadamente un 10 % de la población y esta proporción va en aumento. Con cada generación aumenta el riesgo de padecerla, lo cual significa que los factores exteriores (hábitos de salud, alimentación, medio ambiente) desempeñan un papel esencial. La genética sólo interviene como actriz de reparto.

Por otra parte, los científicos apuntan una correlación considerable entre depresión-enfermedad cardíaca, primero, y entre depresión-infarto, después. Múltiples denominadores comunes a estos trastornos, sobre todo la inflamación (tanto de los tejidos cardiovasculares como de los tejidos cerebrales) explicarían los resultados, en ocasiones extraordinarios, obtenidos con los omega 3. Los investigadores saben desde hace tiempo que cuando se administran cytokines (moléculas inflamatorias) a personas normales... ¡se les provoca una depresión! El proceso inflamatorio es pues innegable en el desarrollo de una depresión, aunque no sea la única causa. Por cierto, estas cytokines provocan, por diferentes medios, la secreción de hormonas que también están implicadas en la depresión (el cortisol).

Una depresión puede camuflar otra depresión

Entre la depresión «clásica» y la «bipolar» (maniaco-depresiva), la «estacional» (relacionada con la carencia de luz en invierno) y todas las caretas con las que estos trastornos pueden disfrazarse, esta patología es realmente multifactorial. Pues resulta que los omega 3 mejoran todos estos síntomas colectivamente. Se nota, por ejemplo, un bajísimo índice de depresión estacional en Japón pese a la escasez de luz. Esto indujo a los investigadores a pensar que la alimentación desempeña un papel importante, inclusive en casos de enfermedades aparentemente sin relación entre sí. Sea como fuere, hay un hecho relativamente poco usual que merece ser resaltado: todos los estudios eran coherentes (sin múltiples interpretaciones posibles) y todos llegaban a las mismas conclusiones: los omega 3 previenen y mitigan los trastornos de la depresión. De todas las depresiones.

En relación con las tendencias suicidas en particular, los científicos saben desde hace tiempo que en la medida en que la presencia de omega 3 en la sangre sea baja, baja será también la presencia en la sangre de serotonina, y el riesgo de pasar de las ideas a los hechos aún mayor. Atención, porque esta correlación no presupone en ningún caso que se pueda tratar un problema tan grave con cápsulas de omega 3, sino sencillamente que, como complemento en un seguimiento médico estricto, puede resultar muy útil la suplementación nutricional con omega 3, tal y como se deduce de estudios muy contrastados.

Todo esto puede ser muy extraño para unos occidentales como nosotros, pero los hechos están ahí: las poblaciones que comen mucho pescado apenas saben qué es la depresión. Los efectos de los omega 3 son aún más espectaculares cuando se aplican en estados carenciales y sus efectos beneficiosos perduran hasta un año después de detenerse el tratamiento (pero ¿para qué detener el tratamiento con omega 3, si te encuentras mejor con ellos?). Si ya comes mucho pescado azul, una suplementación nutricional, por masiva que fuera, tendría pocos efectos sobre tu salud.

Prudencia

Si estás en tratamiento con antidepresivos, nunca se te ocurra detener la medicación bruscamente, ni sin asesoramiento médico. Las consecuencias podrían ser catastróficas.

Si quieres tomar omega 3, algo muy aconsejable, coméntaselo imperativamente antes a un médico o farmacéutico competente, o a un nutricionista terapéutico (suplementación nutricional).

Esto es muy importante, ya que no se trata de sustituir un medicamento por los omega 3, cada cosa funciona de modo distinto. Por ejemplo, en el caso de una depresión maniacodepresiva, los omega 3 «actúan» sobre la componente «depresiva», pero no sobre la componente «maníaca». O también en el marco de determinadas psicosis, los omega 3 pudieran tener efectos nocivos (desencadenando las crisis).

> **3 puntos importantes**

1. La mayoría de las depresiones se superan con la ayuda de los omega 3 y modificaciones sustanciales de los hábitos de salud (actividad física, gestión del estrés, etc.).
2. Cuidado con los antidepresivos clásicos, prescritos con demasiada frecuencia. Sus efectos secundarios pueden ser desastrosos.
3. Una depresión no se puede tratar únicamente con medicamentos o con omega 3. También es necesario aceptar una situación a veces difícil, reflexionar, para hacer balance sobre las causas que nos han llevado hasta esta situación. No dudes en ir a visitar a un especialista, médico o cualquier persona que te escuche atentamente: no hay de qué avergonzarse.

DIABETES (NO INSULINODEPENDIENTE)

➞ *Posología omega 3 recomendada: 1 g diario como media (EPA en su mayoría)*

Cuando comemos azúcar fabricamos una hormona, la insulina, que permite que ésta se introduzca en las células. Primero para alimentar a estas células (el azúcar es su carburante) y después para evacuarla de la sangre para que los órganos no estén rodeados de un medio demasiado azucarado, lo que sería nefasto. En caso de diabetes, todos los actores se reúnen: nosotros, nuestras células, el azúcar, la insulina... pero falla la comunicación entre ellos. La insulina no consigue hacer que el azúcar entre en las células. Por consiguiente, podríamos afirmar que la diabetes es una enfermedad (grave) de comunicación.

> ### La insulinorresistencia, «ni cartas ni correo comercial»
>
> Imaginemos que en cada célula de nuestro cuerpo hay un pequeño buzón de correos. El cartero puede introducir en él el correo (mejor cartas amables que facturas). Con las grasas malas, el buzón permanece atascado: las células, rígidas por culpa del colesterol y demás grasas saturadas, ya no pueden recibir los mensajes. Resultado: o bien la célula queda «aislada» (dejamos de comunicarnos con ella) o bien le enviaremos cientos de mensajes con la esperanza de que alguno captará. Esto es lo que sucede con la diabetes de tipo 2 (no insulinodependiente), especialmente al principio del proceso (en la fase denominada de «insulinorresistencia»). Es decir, que hay azúcar, hay insulina y hay una célula que espera que le llegue el azúcar, pero la comunicación entre ellas falla.

Además de otras muchas propiedades admirables, los omega 3 son profesionales de primer orden en el ámbito de la comunicación y la diplomacia. Sin ellos, las células no se entienden ni se comprenden. Cuando se consumen en cantidades adecuadas, se incorporan al envoltorio de cada célula, haciéndola más flexible y receptiva a todos los mensaje, especialmente a los de la insulina. Un buen estatuto en omega 3 permitirá, de paso, no agotar al productor de la insulina (el páncreas), que queda exhausto fabricando sin descanso una hormona ineficaz. Cuando a este órgano se le agotan las fuerzas deja de producir insulina y nos encontramos en el estadio de la diabetes en el que el enfermo deberá recurrir a un tratamiento adaptado.

Además, sabemos que la diabetes expone con mayor frecuencia a las enfermedades cardíacas y a los problemas vasculares (entre otras causas, porque los diabéticos no logran transformar los EPA/DHA vegetales, protectores cardíacos). Dos indicaciones importantes para los omega 3 que, al fin y al cabo, son su especialidad.

> **5 puntos importantes**

1. Los omega 3 son muy útiles; no tanto porque curan la diabetes sino para mejorar la eficacia de la insulina (tanto la del cuerpo como la de los medicamentos). También protegen de las enfermedades inducidas por la diabetes (sobre todo las cardíacas).
2. Conviene comer pescado azul, dado que los omega 3 no son sus únicos componentes útiles: los oligoelementos del pescado también desempeñan un rol importante.
3. La base del tratamiento de la diabetes estriba en la alimentación y el deporte.
4. Nunca detengas o modifiques un tratamiento prescrito por tu médico.
5. Si estás en tratamiento con medicamentos antidiabéticos, no tomes más de 1 g de omega 3 diario como suplementación nutricional, porque existe la posibilidad de que interfiera con el tratamiento.

ECZEMA

➡ *Posología omega 3 recomendada: 3 g diarios como media (EPA en su mayoría)*

Una de las afecciones de la piel más repartidas en todo el mundo es sin duda el eczema. Sus placas rojas, de origen alérgico o no, se secan o se llenan de abscesos purulentos.

Aquí tenemos otra indicación de primera para los omega 3, porque al igual que en el caso de psoriasis, el eczema implica un metabolismo de ácidos grasos deficiente. Dicho con otras palabras, la piel no está correctamente alimentada en «ácidos grasos buenos».

Lo cual suele permitir la entrada a inflamaciones y alergias diversas. Una vez más, si bien los omega 3 permiten reducir la intensidad de las crisis de eczema, no tratarán las anomalías causantes de la enfermedad, relacionadas con el sistema inmunitario.

7 puntos importantes

1. Cuidado con la multitud de productos cosméticos disponibles en el mercado. Los dermatólogos tiemblan sólo de pensarlo. Cuantas más cremas distintas apliquemos a nuestra piel (después de haber empleado el gel de ducha, el champú, etc.) mayor es el riesgo de padecer una «alergia de contacto», que en algunos casos pudiera desembocar en un eczema. Los médicos atienden a «cosmetic victims» a diario. Si el mal ya está hecho, hay que concentrarse en las gamas de productos y calmantes, a base de aguas termales, por ejemplo (en farmacias).
2. El agua caliente aumenta el riesgo de desarrollar una alergia a los cosméticos. Evita los chorros de agua a 60 º C durante media hora todas las mañanas. Sobre todo si te has embadurnado con una espesa capa de gel de ducha.
3. Si tu eczema es reciente, piensa qué puede haberlo desencadenado. ¿Cambiaste de polvos para la ropa? ¿De marca de ropa interior? ¿De jabón? ¿De novia? (Es broma, pero quizás no soportes alguno de sus cosméticos).
4. El «factor psicológico» puede desempeñar un papel de primer orden, sobre todo entre los niños. Crisis de nervios o emocionales = crisis de eczema.
5. Considera una posible suplementación nutricional con zinc, onagra, borrajas... ¡Funciona!
6. Cuidado con los productos lácteos.
7. Piensa en regenerar tu flora intestinal (cepas probióticas, en farmacia, adaptadas especialmente a los casos de alergias).

Véase también el capítulo dedicado a los consejos generales de «Alergias» página 71 y de «Asma» página 75. Estos tres síntomas se alternan con frecuencia en una misma persona.

EMBARAZO

→ *Posología omega 3 recomendada: 2 g diarios como media (DHA en su mayoría)*

Según el doctor Michel Odent, del Primal Health Research Center (Londres), el 23 de febrero de 2003 es una fecha histórica para todos los que se interesan por la nutrición humana y por la salud de las generaciones venideras. Ese día memorable, una publicación científica publicada en el muy prestigioso *British Medical Journal* llegaba a la conclusión de que no comer nunca pescado marino es uno de los factores de riesgo que más exponen a un parto prematuro y a retrasos de crecimiento en el útero materno. Y siempre según este médico, estos dos problemas son, con diferencia, las dos principales causas de mortadad y patologías infantiles (minusvalías a largo plazo).

Resumiendo, que nos exponemos siete veces menos a «problemas gordos» si llenamos nuestro depósito de omega 3 ANTES DEL EMBARAZO. Por otra parte, menos estudiado pero sin controversia, el riesgo de preeclampsia (una complicación del embarazo todavía muy extendida) se reduce drásticamente en caso de que el estatuto en materia de omega 3 materno sea el correcto.

Depresión post-parto a la vista
Pero mantener los suministros de omega 3 durante los nueve meses de embarazo tiene otros objetivos, como puede ser superar la depresión post-parto.

Conviene tener presente que el bebé fabrica casi el 70 % de su cerebro durante los tres últimos meses de embarazo. Para esta labor altamente especializada, necesitará gran cantidad de omega 3 (DHA) y las obtendrá a cualquier precio. Si su mamá come suficientes omega 3 todo irá bien.

En caso contrario, existen dos posibilidades:

- O bien las reservas de omega 3 del cerebro de la mamá quedan requisadas para esta tarea dejando expuesta la madre a la depresión post-parto.
- O bien la madre que padece déficit en materia de omega 3 se expone a la depresión post-parto y sobre todo expone también al bebé, que no ha podido abastecerse de DHA materno. Su cerebro (CI) y su agudeza visual pueden sufrir las consecuencias.

Por otro lado, consumir omega 3 regularmente durante todo el embarazo permite además preparar la lactancia. La leche materna es de hecho un vector primordial para el desarrollo del cerebro del bebé, que se prolonga durante un año después de su nacimiento.

> ## Un CI de pescado
>
> Un estudio realizado en Noruega afirma que tomando suplementos de omega 3 a partir del quinto mes de embarazo hasta tres meses después del parto, las mamás dieron a luz a niños cuyo coeficiente intelectual era superior que el del grupo de niños cuyas madres fueron suplementadas con omega 6 (aceite de maíz). Los efectos beneficiosos fueron medidos precisamente cuatro meses después de su nacimiento (todos los bebés fueron amamantados durante tres meses).
>
> Conclusión de los autores: tome aportes regulares y suficientes de omega 3 si está usted embarazada o amamantando. Si alimenta a su hijo con leches de lactancia, compruebe en la etiqueta que el producto está enriquecido con omega 3 (aparecerán las siglas EPA/DHA) y lea la composición en omega 6 y en omega 3. La relación ideal será de 4 o 5 por 1 (¡cinco veces más omega 6 que omega 3, máximo, pero no más!). Esto último es muy fácil de calcular y tiene mucha importancia.

Por consiguiente, si hay un periodo de la vida en la que los aportes de omega 3 son realmente importantes, es la época del embarazo y los pocos meses previos al «encargo del bebé». ¡Conviene tener presente que la salud de las mujeres embarazadas es la salud de las generaciones venideras! Y cada vez son más los médicos que consideran que el gusto del niño depende en gran medida de lo que coma la madre. Una mujer cuyo embarazo fue seguido por el doctor Odent, le dijo unos años después del nacimiento de su pequeño Gabriel: «¡No sabe usted lo mucho que le gusta el pescado!». ¡Seguro que este chico habrá tenido un buen comienzo en la vida!

> **3 puntos importantes**
>
> 1. El tercer trimestre del embarazo es crucial para lo concerniente al cerebro del bebé. Necesitará aportes suficientes de omega 3... pero sin excesos, porque si su madre toma demasiados, su sangre podría quedar muy fluidificada, lo cual pudiera suponer un problema a la hora del parto.
> 2. En las últimas semanas de embarazo, algunos especialistas estiman que es mejor encontrar los aportes de omega 3 en soporte vegetal (sobre todo en el aceite de colza), porque los de pescado azul fluidifican la sangre y podrían impedir las sensaciones de las contracciones (dado que los omega 3 son antiinflamatorios). Y pudieran además exponerlas a hemorragias, dado que fluidifican la sangre. Es muy importante focalizar sobre los DHA y no sobre los EPA.
> 3. Se aconseja la suplementación nutricional de varias vitaminas y minerales. Distintas marcas proponen productos «especiales para embarazadas» perfectamente adaptados. Una vez más: todos los estudios demuestran que la mayoría de la población tiene déficit de vitaminas y minerales, algunos especialmente importantes para la buena evolución del embarazo y el correcto desarrollo del bebé a posteriori.

HIPERACTIVIDAD (DÉFICITS DE ATENCIÓN)

➡ *Posología omega 3 recomendada: 3 g diarios como media (DHA en su mayoría)*

Curiosamente, la hiperactividad es una enfermedad poco reconocida (y por tanto, poco diagnosticada) por los médicos europeos, mientras que los especialistas estadounidenses la conocen de memoria. Tanto es así que la califican como enfermedad de cabo a rabo, y cuyos síntomas agrupan bajo el portaestandarte «TDAH» (Trastornos de Déficit de la Atención, con o sin Hiperactividad). Gracias a la resonancia magnética, podemos hablar de cinco grandes tipos de TDAH. El «clásico», el «falto de atención-introvertido», el «hipervigilante», el «violento», el «depresivo-crónico» y el «fogoso». Todos reclaman un tratamiento específico... ¡pero todos requieren aportes de omega 3!

Un niño calificado como «hiperactivo» no sólo es muy movido, a veces resulta incluso muy poco activo y da muestras de una apatía deprimente. Por este motivo, el término está siendo sustituido por los especialistas, que hablan cada vez más de «trastornos de la atención». Problemas que la mayoría de las veces vienen acompañados de signos como un sueño perturbado, problemas cutáneos, sed algo excesiva y eventualmente, problemas de coordinación: consecuencias de un desequilibrio metabólico de las grasas.

Los niños «hiperactivos», léase que presentan TDAH, agotan a los padres e inquietan a los especialistas, que no saben que teclas tocar para resolver el problema. ¿Hay que someterlos a tratamiento? ¿Están realmente enfermos? No, sin duda. ¿Hay que permitir que se desmanden o que se queden postrados? Tampoco. ¿Qué hacer? Ciertamente, nada parecido a lo que se hacía hace no mucho, cuando los médicos estadounidenses prescribían Ritaline a altas dosis, sin que hubiera efectos positivos a medio o a largo plazo. Con el inconveniente añadido que los niños desarrollaban una adicción. Ni hablar de esta molécula, ¿qué más queda?

Los omega 3 presentan una posibilidad seductora y perfectamente eficaz. Una suplementación nutricional en aceites de pescado, que permite un aporte diario suficiente de omega 3, logró calmar a los cobayas hiperactivos y aumentar su capacidad de aprendizaje (destacan sus efectos positivos sobre la dislexia). ¿Significa esto que los niños tenían un déficit antes de las pruebas clínicas? Misterio. Lo que sí está demostrado es que un cerebro deficitario en omega 3 no está al máximo de sus capacidades. Esto quizás explique lo anterior.

---

4 puntos importantes

1. En base a su perfil de TDAH, podremos beneficiarnos de ciertos complementos nutricionales eficaces (por ejemplo, la vitamina B en los faltos de atención, el 5 HTP en el caso del hipervigilante, la tirosina en el depresivo... ¡Necesitaríamos un libro entero para especificar cada caso! Por otra parte, a todos les conviene tomar más proteínas y menos azúcares (incluso lentos). Por tanto, sí al pescado azul, sí a las frutas y verduras, no a los excesos de pastas, pizzas y cereales... ¡pocas sorpresas pues!
2. El deporte aumenta la secreción de dopamina así como el flujo sanguíneo del cerebro. En otras palabras: el deporte calma y relaja... todo lo contrario que el ordenador y la televisión.
3. Los productos azucarados afectan al índice de azúcar en la sangre y, por extensión, al comportamiento. El azúcar sería un factor primordial para el desencadenamiento de los TDAH. Evitaremos pues los excesos de dulce, preferiremos los platos con glúcidos lentos (legumbres, cereales y pan integral), al objeto de alimentar suavemente nuestro cerebro sin sobresaltos. Esto es muy importante.
4. Reforzaremos vuestros aportes de magnesio (por ejemplo, optando por aguas minerales con magnesio).

INFLAMACIÓN (ENFERMEDADES INFLAMATORIAS)

➡ *Posología omega 3 recomendada: 2 g diarios como media (EPA en su mayoría)*

Otro ámbito bien documentado en lo concerniente a los efectos positivos de los omega 3, que han sido oficialmente declarados «los antiinflamatorios naturales más poderosos conocidos hasta la fecha». Recordemos que estos ácidos grasos impiden que el organismo genere las moléculas responsables de la inflamación. Lo cual hace que los omega 3 sean insustituibles en caso de enfermedad inflamatoria, sea cual fuere. Lo primero que nos viene a la mente son los reumatismos y la artritis, pero no debemos olvidar a estos preciados ácidos grasos en caso de tendinitis, de psoriasis, de rectocolitis hemorrágica, de enfermedad de Crohn, de asma... En muchas enfermedades, el apartado «inflamación» es también el responsable de crisis y dolores, pero también del mantenimiento del trastorno por instauración de un círculo vicioso (caso típico de la artrosis: tengo un dolor en las articulaciones y por eso tomo analgésicos, que me alivian el dolor pero atacan mi articulación, etc. Hasta que sobrevenga otra crisis de dolor).

Esto en modo alguno significa que los omega 3 sustituyan los medicamentos clásicos (por ejemplo, no curan en absoluto las crisis de asma), pero propician las mejores condiciones para que se espacien en el tiempo. Otro ejemplo: gracias a una suplementación nutricional en aceite de pescado, las personas que padecen rectocolitis hemorrágica, una enfermedad digestiva que merma considerablemente la calidad de vida, pueden reducir las tomas de medicamentos clásicos prescritos (corticosteroides), a la vez que verán espaciadas estas crisis y mejorarán el estado de su mucosa digestiva. Resultados comparables a los cuadros de psoriasis, donde los omega 3 permiten soportar mejor los tratamientos clásicos, con menos efectos secundarios.

Los omega 3 aparecen en tales casos como valiosos complementos a los medicamentos habituales. La palabra «complemento» es aquí algo pobre, teniendo en cuenta que en algunos casos los pacientes abandonan sus tratamientos clásicos por culpa de unos efectos secundarios devastadores (por ejemplo, trastornos digestivos más o menos graves relacionados con la toma de antiinflamatorios). Por lo tanto, sería más acertado denominarlos «¡complementos indispensables!».

3 puntos importantes

1. Más omega 3 y menos omega 6 es la regla absoluta.
2. Los omega 3 no sólo alivian el dolor (a veces muy rápidamente), sino que además permiten espaciar las crisis mejorando la afección a tratar.
3. Las inflamaciones pueden presentarse en cualquier parte del cuerpo, dado que se trata de una reacción defensiva del organismo. Por tanto, resulta complicado dar consejos específicos. Véase caso por caso. Por ejemplo, si padecemos de una tendinitis en la rodilla practicando ciclismo, ¿estará correctamente regulado el sillín? Cuando padecemos de dolor en un codo, ¿no será que pasamos demasiadas horas al día delante del ordenador? Si sufrimos una crisis con trasfondo de enfermedad digestiva inflamatoria ¿seguro que hemos seguido las recomendaciones nutricionales dadas por el médico?

LUPUS

→ *Posología omega 3 recomendada: 3 g diarios como media (EPA en su mayoría)*

Los portadores de esta enfermedad autoinmune (el cuerpo se ataca a sí mismo) buscan alivio para su afección por todos los medios. Pero es un asunto complejo, y al margen de los esteroides (hormonas de tipo DHEA), no hay tratamientos realmente eficaces. Por eso mismo la comunidad científica ha reconocido los efectos beneficiosos de los omega 3 en la mayoría de los síntomas del lupus.

Gracias a una suplementación nutricional con cápsulas de pescado, los enfermos padecen menos de las articulaciones, mitigan parcialmente las irritaciones de la piel y, sobre todo, protegen su corazón.

Los omega 3 permiten por tanto a algunas personas recobrar una actividad diaria casi normal reduciendo las dosis de esteroides (tratamiento clásico de la enfermedad). Pensemos específicamente en las semillas de lino integradas en la alimentación, porque sus omega 3 no sólo son bienvenidos sino que contienen además liñanes, sustancias muy beneficiosas. Pero no se trata de infundar esperanzas insensatas en los omega 3, sino de integrar estos ácidos grasos en nuestra dieta alimenticia, de uno u otro modo, para mejorar los síntomas.

Algunos estudios concluyen, asimismo, que estos ácidos grasos son susceptibles de prevenir las afecciones del riñón, bien conocidas por los enfermos de lupus, mientras que otros estudios afirman que no tienen efecto alguno en este ámbito.

> **3 puntos importantes**
>
> 1. El sol puede desencadenar una irritación. Aplicaremos protector solar a lo largo de todo el año en cuanto salgamos a la calle.
> 2. El estrés puede favorecer la aparición de crisis e incluso amplificarlas. Hay que intentar controlarlo lo mejor posible. Se recomienda seguir hábitos de salud equilibrados. Apunta en tu agenda: sueño, paseos al aire libre, relajación.
> 3. Cuidado con las alergias y las intolerancias alimentarias, muy frecuentes aunque no las tengamos siempre presentes.

DELGADEZ (PÉRDIDA DE PESO)

→ *Posología omega 3 recomendada: 1 g diario como media (EPA en su mayoría)*

Ciertamente, los omega 3 son grasas, y como tales aportan tantas calorías como cualquier otra grasa, 9 por gramo. Pero esta cifra no es más que un cálculo bioquímico que no tiene en cuenta la fisiología. Una vez dentro del cuerpo, el destino de las grasas es muy diferente según sea su naturaleza.

Siempre con la misma cantinela: consumimos demasiados ácidos grasos saturados y omega 6, pero cantidades insuficientes de omega 3. Ahora bien, dentro del organismo, todos no se comportan del mismo modo. Los primeros son de muy difícil movilización y quemado, mientras que los omega 3 son carburantes de primera para el cuerpo. Además, la membrana (envoltorio) de cada célula se compone en gran parte de materia grasa. Si son grasas omega 3 flexibles y funcionales, los intercambios entre la célula y el exterior son fáciles. Pero si la membrana contiene muchas grasas inadaptadas, a la célula le resultará mucho más difícil perder las grasas acumuladas en su interior.

Si analizamos la sangre de una persona sometida a una dieta, encontramos importantes ratios de omega 3. Normal, dado que este ácido graso es la más «movilizable» de todas las grasas. Malas noticias, porque esto significa que los omega 3 sanguíneos ya no están dentro de las células donde realizan su labor. Ahora están perdidos porque ya han sido quemados.

Lo cual permite predecir, por una parte, una deficiencia en omega 3 (sea cual sea el régimen seguido) y, por consiguiente, problemas de salud; por otra parte, supone una ganancia de peso si los omega 3 perdidos no son compensados. Lo repetimos: toda pérdida de peso viene acompañada por una caída de omega 3, lo cual lleva aparejada una dificultad (véase una incapacidad) para que el cuerpo mantenga la pérdida de peso... y una pronta recuperación de los kilos perdidos.

Los omega 3, además, mejoran la utilización del azúcar por las células (véase el apartado «Diabetes» en la página 91).

Finalmente, los omega 3 frenan, mediante múltiples métodos, la fabricación de grasas por el cuerpo (lipogénesis) y además contribuyen a su combustión (lipólisis). Esta proeza siempre emociona a las mujeres en busca del peso perdido, sobre todo cuando descubren que hay quien define a los omega 3 como «esas grasas que adelgazan». ¡Tampoco hay que exagerar! Digamos que siempre y cuando las consumamos en vez de las otras grasas, mejorarán nuestra silueta, tal y como lo demostró este sorprendente estudio con personas afectadas por sobrepeso. Sin cambiar un ápice su alimentación (con los mismos aportes calóricos), las personas que cambiaron 6 g de grasas saturadas por 6 g de omega 3 durante algunas semanas perdieron en torno a 600 g de masa grasa alrededor del vientre, lo cual representa un buen resultado.

4 puntos importantes

1. Si comemos muchos omega 3, los quemaremos. Si comemos muchas otras grasas (especialmente las saturadas), las almacenaremos.
2. Teniendo en cuenta que los regímenes no son recomendables (cabe recordar que entre el 85 y el 95 % de los casos, resultan ineficaces, según se desprende de estudios clínicos) no hace falta añadir que el problema empeora si dejamos de lado a los omega 3... Come pescado azul y tómate las cápsulas de aceite de pescado.
3. Haz deporte. Es la única manera de perder suficientes calorías y modelar tu silueta.
4. Come mejor y muévete. Los 28 millones de libros publicados sobre el adelgazar no hablan de otra cosa.

OJOS (BEBÉS, ENVEJECIMIENTO)

➡ *Posología omega 3 recomendada: 2,5 g diarios como media (DHA en su mayoría)*

El ojo es un órgano extremadamente sensible al estatuto en grasas del cuerpo. El colesterol le sienta mal, mientras que los omega 3 le gustan mucho. Sabemos que los bebés emplean grandes cantidades de omega 3 para el buen desarrollo de su agudeza visual y que, en caso de carencia, su visión quedará deteriorada. En concreto: los niños cuyas madres comieron pescado azul durante su embarazo tuvieron un desarrollo visual más rápido que los otros niños. Lo mismo sucede con los bebés amamantados por su madre, comparados con los alimentados con leches infantiles (incluso cuando estas leches estaban enriquecidas con omega 3).

Bastante más tarde, los omega 3 desempeñan un papel de primer orden en el mantenimiento de la salud del ojo. Un estudio de amplio espectro ha demostrado, asimismo, que un déficit en omega 3 en las personas mayores las predisponía a la degeneración macular asociada a la edad (DMAE), una enfermedad degenerativa del ojo especialmente grave. Dicho en otras palabras: las personas cuyos menús carecen sistemáticamente de omega 3 corren mayores riesgos de desarrollar una DMAE, una enfermedad que afecta a muchos miles de personas mayores y que, por desgracia, hace que evolucionen lentamente hacia la ceguera.

Ojos bien abiertos

La alimentación influye mucho en la salud de los ojos. Los omega 3 no son las únicas sustancias que intervienen en su buen funcionamiento. Es esencial proporcionarles suficiente vitamina A (mantequilla, productos animales), determinados antioxidantes específicos (luteína, zeaxantina) que se encuentran en algunos alimentos (maíz, espinacas y yema de huevo, sobre todo). El abuso de productos lácteos no le conviene y en determinadas personas pudiera propiciar la aparición de una forma de cataratas (rebautizada por los médicos como «catarata láctea»).

Los ojos son además extremadamente sensibles a los rayos del sol y, por tanto, ignorar o despreciar esta fragilidad supone exponerlos a enfermedades degenerativas, a veces catastróficas.

> **6 puntos importantes**
>
> 1. Proteger siempre vuestros ojos del sol. A partir de cierta edad, siempre. No hay que escatimar en gastos para garantizar la calidad de las gafas de sol.
> 2. Limitar al máximo el consumo de azúcar y productos lácteos. Algunos médicos creen que lo mejor sería privarse de estos alimentos completamente, sobre todo en etapas iniciales de catarata.
> 3. Disponer todo lo necesario para equilibrar el índices de azúcar en la sangre, si se padece diabetes.
> 4. No fumar.
> 5. Aumentar los aportes en antioxidantes (frutas y verduras, complementos multivitaminados y mineralizados). Elegir las fórmulas específicas para los ojos y seguir regularmente las curas si os consta que entráis en la «población con riesgo» (antecedentes, consultas al oftalmólogo, etc.).
> 6. Los flavonoides (té, vino tinto, fruta roja y negra) y los carotenoides (frutas y verduras de colores vivos), así como la vitamina C (todas las frutas y las verduras, sobre todo crudas) son especialmente beneficiosas para los ojos.

OSTEOPOROSIS

➞ *Posología omega 3 recomendada: 2 g diarios como media (EPA en su mayoría)*

La osteoporosis es una pérdida de tejido anormalmente rápida. Esta enfermedad preocupa mucho, porque por su culpa se pierde hueso en cantidad pero también en calidad. La trama ósea se hace menos densa, lo cual se traduce en el tristemente célebre aplastamiento de las vértebras y las fracturas, cuyas repercusiones pueden ser gravísimas en las personas mayores.

En contra de la creencia general, el calcio no lo hace todo, el hueso necesita muchos elementos para crecer y ser sólido. Los constantes y suficientes aportes de omega 3 son necesarios, aunque sólo sea para prevenir los fenómenos inflamatorios. Además, los investigadores están cada vez más seguros de que los omega 3 sostienen a las células óseas. Sea como fuere, los resultados están ahí: cuando suplementamos a personas mayores con omega 3 (y un poco de omega 6), disminuye la pérdida ósea a nivel vertebral y aumenta la densidad del fémur. Sabiendo que después de una fractura del cuello del fémur la mitad de los pacientes dejan de valerse por sí solos, queda clara la urgencia de seguir una dieta omega 3, aunque ignoremos aún cómo ayudan a nuestros huesos.

4 puntos importantes

1. Practicar una actividad física regularmente, sobre todo durante la adolescencia (y luego durante el resto de nuestras vidas), es la mejor garantía de tener huesos sólidos para el resto de nuestros días. En efecto, cuanto más músculo fabricamos, más hueso generamos para sostenerlo. Los autores de los estudios son tajantes: el aporte de calcio viene mucho después.
2. Un consumo regular e importante de fruta, verduras y cereales integrales se asocia con la buena salud ósea. Sucede exactamente lo contrario si abusamos de la carne y de los productos lácteos que, al acidificar la sangre «roen» el hueso. Moraleja: es preferible una alimentación con tendencias vegetales (cereales + legumbres) a los menús más bien «carnívoros». El pescado (azul o no) es la excepción a esta regla.

> 3. Los cítricos, las coles (especialmente el brócoli), las cebollas, las bayas y los frutos secos figuran entre los mejores amigos del esqueleto. La sal (y todos los productos con alto contenido en sal, como pueden ser quesos, platos precocinados, pan tostado...), el café, las sodas, etc. no son amigos de fiar.
> 4. Las grasas saturadas hacen exactamente lo contrario que los omega 3: cuantas más ingerimos, menos sólidos son nuestros huesos.

PRÓSTATA (CÁNCER)

→ *Posología omega 3 recomendada: 2 g diarios como media (EPA en su mayoría)*

Los hombres que nunca o apenas consumen omega 3 tienen casi el doble de posibilidades de padecer un cáncer de próstata. En el caso contrario, cuanto más elevado sea el índice de omega 3 en la sangre, más se alejará el riesgo de cáncer. Un estudio sueco concluye taxativamente que estos ácidos grasos ofrecen una protección eficaz contra el cáncer. No se trata aquí de tratamiento sino de prevención a largo plazo.

Por descontado, los demás factores habitualmente implicados en el desarrollo de esta enfermedad no se deben descartar: malos hábitos nutricionales (sobre todo el exceso de grasas nocivas, déficit en antioxidantes), tabaquismo, exceso de alcohol y ausencia de ejercicio físico. Pero las propiedades antiinflamatorias y antitumorales de los omega 3 evidentemente desempeñan un papel protagonista.

> **4 puntos importantes**
>
> 1. Limitar la ingesta de grasas de origen animal (¡exceptuando el pescado azul!) y los lácteos, que se asocian con un aumento del riesgo de cáncer de próstata en los estudios.
> 2. Limitar el consumo de alcohol a un máximo de 2 vasos de vino tinto al día.
> 3. Asociar al aceite de colza + aceite de oliva semillas de calabaza (se encuentra en las tiendas de dietética y en algunas farmacias).
> 4. Seguir las curas de Saw Palmetto, una planta que, al bloquear la transformación de la testosterona en un derivado susceptible de ser cancerígeno, previene el cáncer de próstata (se encuentra entre los complementos nutricionales de farmacia).

PSORIASIS

➡ *Posología omega 3 recomendada: de 5 a 10 g diarios en caso de crisis (EPA en su mayoría)*

Las personas que padecen esta enfermedad de la piel a menudo lo han probado todo para librarse de ella. Sin conseguirlo. Las placas blancas que se descaman y producen comezón, el aspecto poco atrayente de su epidermis parecen incurables.

Con los omega 3 no se produce el milagro, pero sí se constata una notable mejoría en los pacientes. Las crisis son menos violentas y más espaciadas; la piel está mucho mejor. En resumen, que pueden soportar mejor vivir con su psoriasis. Tiene su lógica, dado que esta dermatosis está relacionada con una perturbación del metabolismo de los ácidos grasos esenciales. El efecto óptimo parece alcanzarse cuando asociamos los medicamentos clásicos y los omega 3, pues estos últimos permiten reforzar el alcance y soportar mejor los efectos secundarios de los primeros.

Una precisión: para obtener buenos resultados, los aportes de omega 3 deben ser elevados. Los primeros estudios, llevados a cabo en los años 80, demuestran efectos beneficiosos siempre y cuando se ingieran hasta 10 g de aceite de pescado diariamente, durante 3 meses. Por otra parte, se obtienen resultados aún más espectaculares (especialmente cuando los síntomas son muy severos) administrando los omega 3 por vía subcutánea, tal y como demuestran algunos estudios. A considerar con su médico.

5 puntos importantes

1. La psoriasis no es peligrosa ni contagiosa.
2. El cansancio, la ansiedad y el estrés favorecen las crisis.
3. Evitad siempre la sequedad en todas sus formas: aplicaos cremas hidratantes después de tomar una ducha, humidificad el aire si está demasiado seco, evitad la climatización, etc.
4. Tomad el sol con moderación: un poquito, muy bien; demasiado equivale a agravar el estado de las placas. En cuanto empiece a calentar el sol, embadurnaos con cremas solares.
5. Perded peso, si es necesario.

DEPORTISTAS (MEJORA DEL RENDIMIENTO Y RECUPERACIÓN)

→ *Posología omega 3 recomendada: 3 g diarios como media (EPA en su mayoría)*

¡Afortunados deportistas! Los omegas 3 reúnen todos los ingredientes para gustaros. Conviene tener presente principalmente que devuelven su flexibilidad a los glóbulos rojos rígidos por la actividad deportiva de resistencia. Parece poca cosa, pero lo cambia todo. Primero porque nos permite alimentar mejor los músculos, los órganos, la piel... y por lo tanto, mejorar el rendimiento; no cabe la menor duda. De hecho, cuando la sangre es menos fluida (porque las células están más rígidas) el flujo de sangre se reduce obligatoriamente. Esta ralentización impide que el cuerpo evacue el calor tan deprisa como quisiera, alarga el tiempo de distribución de los «alimentos» a los músculos (especialmente el azúcar, el agua y el aire) y reduce las capacidades respiratorias.

Además, la actividad física propiamente dicha «chupa» en las reservas de omega 3, que son grasas más movilizables y preferidas por el cuerpo para la combustión. De ahí su eficacia para la pérdida de peso, tal y como hemos visto anteriormente. Y de ahí también la importancia de suplementarse con omega 3 cuando se practica regularmente algún deporte.

Finalmente, en caso de tendinitis —y otros dolores relacionados con el deporte—, una suplementación nutricional con altas dosis de omega 3 (por regla general asociada a antioxidantes) favorece la recuperación a veces de forma espectacular. ¡No os privéis de ella!

Deportistas asmáticos

Los deportistas asmáticos no sólo son susceptibles de mejorar su rendimiento físico, sino que además todas las molestias respiratorias quedarán eliminadas o cuando menos mitigadas. Los resultados de estudios especializados demuestran que, de hecho, tras la ingesta de aceite de pescado, los atletas padecen menos inflamaciones de los bronquios y sus resultados en las pruebas respiratorias son mucho mejores.

4 puntos importantes

1. El deporte es beneficioso, pero también genera residuos. Agrede a nuestro cuerpo y es goloso en nutrientes. De ahí el interés de las bebidas isotónicas y barritas para deportistas, que, por una parte, tienen vitaminas y minerales para el rendimiento o para reponer los stocks «saqueados» por el ejercicio; por otra parte, aportan los antioxidantes que protegen al organismo de los «desmanes» del deporte. Si después de una sesión deportiva estás cansado pese a los estiramientos y una práctica no excesiva, los necesitas.
2. Los omega 3 no sirven sólo para batir vuestras propias marcas. También tratan las tendinitis en un tiempo récord. Sin duda son preferibles a los antiinflamatorios al uso.
3. Los omega 3 son especialmente aconsejables para la práctica de deporte en altitud (esquí, trekking, escalada, alpinismo...) El enrarecimiento del oxígeno es muy problemático para el organismo. ¡Lo mismo sucede en verano!
4. La suplementación nutricional con omega 3 mejora el rendimiento físico, pero además protege el organismo de las agresiones relacionadas con los esfuerzos de resistencia.

TABACO

➡ *Posología omega 3 recomendada: 1 g diario (EPA/DHA equilibrados con antioxidantes obligatorios). (La suplementación nutricional no es indispensable. Aumentar vuestros aportes alimentarios.)*

Dejar de fumar resulta mucho más fácil con los omega 3. Nada que ver con un sustitutivo en parche. Sucede sencillamente que los omega 3 son relajantes, por lo que serán de gran utilidad. Esta es la explicación detallada:

Las personas sometidas a reflejos compulsivos (tabaco, dulces, alcohol...) muy a menudo padecen un déficit en serotonina (sustancia relajante segregada por el cerebro). El caso es que el tabaco y los productos azucarados aumentan esta ratio de serotonina, lo cual explicaría en parte su adicción. Con los omega 3, la serotonina pasa mejor de una célula a otra, actuando de la misma manera que las banderas blancas: la paz y la calma ya no serán una utopía.

No obstante, tenéis que recordar que muchos otros efectos vinculados con el cigarrillo entran en liza y deberán ser compensados por otros medios distintos a los omega 3. El efecto estimulante, innegable cuando fumamos, no queda compensada por los omega 3, habrá que recurrir pues a otros suplementos.

> **5 puntos importantes**
>
> 1. ¿Has decidido dejar de fumar? ¡Enhorabuena! El método que sigas es importante, pero más aún que funcione.
> 2. No esperes que los omega 3 sustituyan a tu fuerza de voluntad, eso es cosa suya.
> 3. El estatuto en antioxidantes de los fumadores es más bajo que el promedio de la población... ¡Y mira que lo necesitan más que los demás! El desequilibrio en vitaminas (especialmente B y C) no favorece el dejar de fumar, que digamos. Una suplementación nutricional en antioxidantes es muy conveniente para respaldar tu proyecto.
> 4. No respires el humo de otros: está demostrado que el tabaquismo pasivo es muy nocivo. Si no tienes elección, la suplementación nutricional en antioxidantes también es conveniente para ti. Por no hablar de los niños.
> 5. Si no fumas, no empieces a fumar. El primer cigarrillo es el peor de todos.

ÚLCERA (ESTÓMAGO)

➡ *Posología omega 3 recomendada: la suplementación nutricional no es indispensable. Aumenta tus aportes alimentarios.*

Según afirman las estadísticas, un hombre con úlcera de estómago tiene entre 4 y 6 veces más probabilidades de padecer una enfermedad cardíaca. No sabemos exactamente por qué, pero la hipótesis más verosímil es la inmunitaria. La bacteria responsable de las úlceras *Helicobacter pylori*, obliga al cuerpo a producir gran cantidad de glóbulos blancos (células inmunitarias), lo cual favorecería la coagulación sanguínea.

Sea cual fuere el vínculo existente entre enfermedad cardíaca y úlcera, una interesante experiencia demuestra que los omega 3 impedirían el desarrollo de esta bacteria dañina. Pero no nos precipitemos. Este pequeño estudio es un caso aislado y merecería ser desarrollado con una muestra mucho más amplia de pacientes. Sobre todo en la medida en que la úlcera es una enfermedad propiciada por muchos parámetros, como los desórdenes hormonales (excesiva producción de hormonas digestivas), el tabaquismo, una sobreproducción de ácidos gástricos, el estrés físico o psíquico, la ingesta continuada de determinados medicamentos (aspirina, corticosteroides)...

Además, aunque no sea una regla general, determinadas úlceras pueden degenerar en cáncer de estómago. Por lo tanto, esta enfermedad deberá tratarse imperativamente y su evolución deberá ser objeto de seguimiento médico.

Mientras tanto, nada te impide comer más pescado azul, aunque respetando siempre las prescripciones de tu médico.

3 puntos importantes

1. Protege tu estómago dándole buena vida, sin estrés, sin cafeína, sin tabaco, sin alcohol (todos ellos aumentan la acidez gástrica).
2. Mastica bien los alimentos (donde no lleguen tus dientes deberá intervenir un buen chorro de ácido).
3. Limita el consumo de grasas.

FUENTES Y BIBLIOGRAFÍA

LECTURAS RECOMENDADAS

Blesalski, H. K., P. Grimm, *Atlas de poche de Nutrition,* Maloine, 2001.
Bourre, Jean-Marie, *Les bonnes graisses,* Odile Jacob, 1991.
Carper, Jean, *Les aliments miracles pour votre cerveau,* de l'Homme, 2001.
Chevallier, Laurent, Abrégés, *Nutrition: principes et conseils,* Masson, 2003.
Morelle, Jean, *L'oxydation des aliments et la santé,* Écologie Humaine, FX de Guibert, 2003.
Pilardeau P., *Biochimie et nutrition des activités physiques et sportives,* Abrégés Masson, 1995.
Riché, D., *Guide nutritionnel des sports d'endurance,* Vigot, 1998.
Robertfroid, Marcel, *Aliments fonctionnels,* Sciences et technique agro-alimentaires, Tec et Doc, 2002.
Servant-Schreiber, David, *Guérir,* Robert Laffont, 2003.

PÁGINAS WEB DE INTERÉS

A continuación ofrecemos una serie de páginas web donde el lector interesado encontrará varios temas relacionados con la alimentación, la salud y, en especial, los omega 3.

www.clo3.com (página oficial —en inglés— de la Internacional Cod Liver Omega 3 Foundation).
www.geosalud.com
www.sabormediterraneo.com
www.puleva.es

www.enbuenasmanos.com
www.ondasalud.com
www.portalesmedicos.com
www.nutriguia.com
www.nutrar.com
www.websalud.com
www.puleva.es/tegustariaconocernos/io3.html (página dedicada al Instituto Puleva omega 3 y que ofrece una versión en pdf del *Libro blanco de los omega 3*).

Índice

Introducción 7
Los omega 3 son los reyes 8
36 preguntas sobre los omega 3 9
   1. ¿Qué son los omega 3? 9
   2. ¿Para qué sirven? 9
   3. ¿Por qué se habla tanto de ellos? 10
   4. ¿Dónde podemos encontrarlos? 11
   5. ¿Por qué hay omega 3 en la leche materna? 15
   6. ¿Por qué no comemos suficiente omega 3? 16
   7. ¿Cuáles son las consecuencias de un déficit
      en omega 3? 17
   8. ¿Todos tenemos déficit en omega 3? 18
   9. ¿Son malas las otras grasas? 18
 10. Se habla mucho de la dieta cretense, también
      se habla de los omega 3, ¿quién tiene razón? 19
 11. ¿Qué relación hay entre las grasas,
      sean buenas o malas, y la salud mental? 20
 12. ¿Qué diferencias hay entre los omega 3
      de origen animal y los de origen vegetal? 20

13. ¿Se estropean los omega 3 con la cocción? 21
14. ¿Qué cantidad de omega 3 debería comer para estar protegido? 22
15. ¿Las frutas y verduras no aportan omega 3? ¿Significa entonces que no son importantes? 23
16. ¿Engordan los omega 3? 23
17. Los omega 3 son frágiles. ¿Qué significa eso? 24
18. Suena a algo milagroso... ¿Acaso los omega 3 sólo tienen ventajas y ningún inconveniente? 25
19. ¿Puede llegar a ser grave tomar demasiado omega 3? 25
20. ¿Qué medidas nutricionales deben adoptarse para ingerir más omega 3? 26
21. ¿Por qué hay omega 3 en los pescados de mares fríos y no en los de los mares cálidos? 28
22. ¿Contienen la misma cantidad de omega 3 todos los pescados azules? 28
23. ¿Conviene evitar los otros pescados (los llamados blancos)? 30
24. Nos dicen que hay que comer pescado azul, pero que está contaminado... ¿qué hacemos? 30
25. Los pescados en conserva o congelados, ¿contienen más o menos que los frescos? 36
26. Si tomo aceite de hígado de bacalao, ¿sirve igual? 37
27. No me gusta el pescado... ¿es grave? 37
28. ¿Qué pensar de los alimentos enriquecidos con omega 3? 38

29. ¿Qué pensar de los aceites de mezcla
    preparados por la industria? 39
30. ¿Por qué está prohibido en algunos países
    el aceite de lino? 40
31. ¿Los huevos son fuente de omega 3? 41
32. ¿No hay ninguna carne saludable? 42
33. ¿Es preferible tomar cápsulas en vez
    de aumentar el consumo de pescado? 42
34. ¿Contienen las cápsulas elementos contaminantes? 43
35. ¿Las cápsulas saben a pescado? 43
36. ¿Los suplementos de omega 3
    pueden interferir con otros alimentos? 44

Mi semana omega 3 45

20 recetas con omega 3 47

Pimientos adobados 47

Ensalada tibia con nueces 48

Tomates calientes con canónigos 49

Pollo salteado ayurveda 50

Ensalada de espaguetis tibios con garbanzos y nueces ... 51

Carpaccio de salmón con nueces 52

Atún del Caribe 53

Caracoles con espárragos 54

Tostadas de sardinas en escabeche 55

Sardinas asadas 56

Canónigos con gambas 57
Caballa en papillote 58
Terrina de caballa 59
Anguila aromatizada 60
Atún provenzal 61
Sardinas en puré 62
Rollito de salmón 63
Tártaro de salmón a las finas hierbas 64
Tarta al roquefort de Grenoble 65
Tarta de nueces y frutos secos 65

Los omega 3 y la salud 67
A cada edad sus omega 3 68
Beneficios de los omega 3 71
Alergias 71
Artritis, artrosis, poliartritis reumatoide 73
Asma 75
Cáncer 76
Cerebro 78
Circulación sanguínea 82
Corazón 83
Depresión 87
Diabetes (no insulinodependiente) 91
Eczema 93
Embarazo 95

Hiperactividad (déficits de atención) 98
Inflamación (enfermedades inflamatorias) 101
Lupus 103
Delgadez (pérdida de peso) 104
Ojos (bebés, envejecimiento) 106
Osteoporosis 108
Próstata (cáncer) 110
Psoriasis 111
Deportistas (mejora del rendimiento y recuperación) 113
Tabaco 115
Úlcera (estómago) 116

Fuentes y bibliografía 119

CÓMO PREVENIR Y SANAR LA HIPERTENSIÓN
Hans-Dieter Faulhaber

Una guía útil para la prevencióny el tratamiento de la hipertensión.

La hipertensión arterial se ha convertido en uno de los factores de riesgo cardiovascular más extendidos. Esta guía se proponeaportar toda la información necesaria para prevenir, detectar o minimizar esta enfermedad. Para ello, con un lenguaje sumamente claro, se explica todo cuanto usted debe saber:

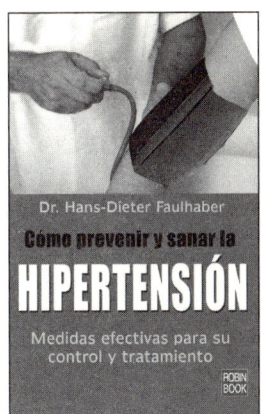

MEDICINA CHINA CASERA
Lihua Wang, L. Ac.

Más de 1.000 remedios de la medicina tradicional china; un tesoro de información diaria.

Con un lenguaje ameno, la autora ofrece los remedios de la medicina tradicional china que son fruto de la experiencia y el conocimiento acumulado durante siglos.

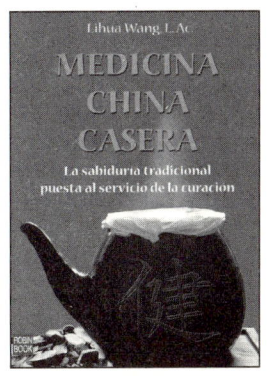

YOGA EN PAREJA
Heike Mayer y Doris Iding

Una guía práctica de ejercicios de yoga en pareja, que fomentan el altruismo y mejoran la salud de quienes los practican.

Las autoras proponen cuarenta posturas fáciles de realizar y las acompañan con fotografías que ayudan a entender cada movimiento, además de consejos para evitar los errores más frecuentes.

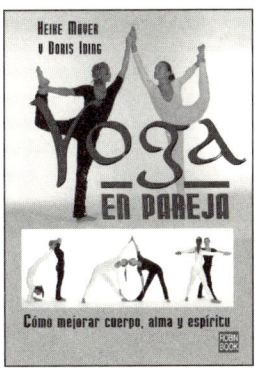